［第3版］

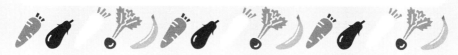

食生活

健康に暮らすために

編 著

市川 朝子 ◆ 下坂 智恵

伊藤 知子
久保 加織
佐藤 幸子
千葉 養伍
豊原 容子
丸山 智美

八千代出版

執筆者一覧（50音順）

市川朝子	大妻女子大学名誉教授	第4章第4節・第5節、第5章第1節・第5節～第7節
伊藤知子	帝塚山大学現代生活学部教授	第2章第4節
久保加織	滋賀大学教育学部教授	第2章第1節～第3節
佐藤幸子	実践女子大学生活科学部教授	第3章
下坂智惠	大妻女子大学短期大学部教授	第2章第5節、第4章第6節、第5章第2節～第4節
千葉養伍	福島大学人間発達文化学類教授	第1章
豊原容子	京都華頂大学現代家政学部教授	第4章第2節・第3節
丸山智美	金城学院大学生活環境学部教授	第4章第1節

は じ め に

　現在の日本は、目覚ましい科学技術の発展や高度経済成長の結果、物質面においては豊かな生活ができるようになった。お金を出せば、いつでも何処でも欲しい物がすぐ手に入る世の中になり、しかもすべての面で国際化が進み、世界中のいろいろな食べ物を手にしたり、食することも可能になっている。しかしながら、近年の科学技術や情報技術の飛躍的発展の陰に、人の基本的な生活様式を覆すような状況も生じつつある。食生活の乱れからくる肥満症、貧血症、糖尿病、高血圧症等の生活習慣病に悩まされ、一見便利な世の中になったという概念とは裏腹に、混乱した個別化社会にさらされている。食生活に対する基本的な知識や経験不足から、氾濫する情報と便利さとに惑わされ、生活するための基盤を見失っていることはないだろうか。

　そのような状況にありながら、日本人の平均寿命は今や男女とも 80 歳代であり、2018 年 10 月に総務省が発表した推定人口によると 65 歳以上の総人口に占める割合は、28.1 ％と過去最高を更新する超高齢社会となった。医療や介護に関わる国の負担をこれ以上増やさないためにも、健康維持は不可欠である。元気に社会と関わりをもちながら、生き甲斐のある生活を維持するためには、人の成長過程を含めた各々のライフステージにおける食生活に必要な基本的な知識を正しく理解し、それらの知識を実生活で応用していくことがきわめて重要になってくる。

　そこで本書は、家政、人間生活、健康科学、スポーツ科学系の学生等を対象にして、人にとって"望ましい食生活を営む"とはどのようなことかを、第 1 章　栄養に関する基礎知識、第 2 章　健やかな食生活を営むための基礎知識、第 3 章　日本の食生活の変遷、第 4 章　ライフステージと食生活、第 5 章　食事と生活習慣病の 5 項目に分け、わかりやすく解説を加えた。本書をとおして、現在の各自が抱える食生活に関わる問題点を再考し、これからの食生活に向けての糸口を見い出していただければ幸甚である。

　なお、今回、日本人の食事摂取基準が 2020 年版に改定されたため、それにともなう資料編等に関する修正を行った。

　終わりに、本書の出版にご尽力いただき編集を担当していただいた森口恵美子氏に厚く感謝申しあげる次第です。

　2020 年 3 月

市川　朝子

下坂　智惠

<h1 style="text-align: center;">目　　次</h1>

第1章　栄養に関する基礎知識

第1節　食物中の栄養素の役割

1）栄養とは

　生物がその生命を維持し、体内の組織を正常に機能させるために、外部から必要なものを取り入れ利用する営みを「栄養」といい、その外部からの必要な成分を「栄養素」という。

　私たちが日々健康で肉体的・精神的活動を行うには、その基盤となる適切な栄養状態を保つことが必要であり、そのための栄養素を過不足なく摂取することが求められる。

2）栄養素の役割

　ヒトに必要な主な栄養素は、炭水化物、たんぱく質、脂質、無機質、ビタミンの5つに分類され、これらは「五大栄養素」とされる。また、栄養素の働きから、エネルギー産生の材料となるもの、身体を構成する材料となるもの、体内のさまざまな営みを調節する機能をもつもの、の3つに大きく分けられる。

　（1）**エネルギーの産生**　　主に炭水化物（糖質）や脂質がこの働きを担い、炭水化物からは約4kcal/g、脂質からは約9kcal/gのエネルギーが生み出される。必要によってたんぱく質からも約4kcal/gが供給される。また、アルコール（エタノール）も約7kcal/gのエネルギーとなる。

　（2）**身体の構成**　　主にたんぱく質、無機質の一部がこの働きに関わる。たんぱく質は組織や細胞の主要な構成成分であり、カルシウムやリンなどは化合物として骨や歯を構成する成分となっている。

　（3）**調節機能**　　主に無機質やビタミンがこの機能を担う。無機質はイオンなどの形で体液の浸透圧や神経伝達、酵素活性などの調節に関わり、ビタミンはそれぞれの特有な生理作用や他栄養素の代謝に関わっている。また、ホルモンなどの生理活性物質として働くたんぱく質や脂質も重要である。

栄養素のエネルギー：　炭水化物、脂質、たんぱく質を容器内で完全燃焼させて得られるエネルギーを物理的燃焼値といい、それぞれ4.10、9.45、5.65（kcal/g）、となり、体内で発生する生理的燃焼値（4.02、8.98、4.05）と少し異なる。これは消化吸収率が100％ではないことや吸収されても利用されないものがあるためである。

第2節　炭水化物

炭水化物は、その組成式において炭素（C）と水（H₂O）が結びついたように表したことからそう呼ばれている。一般的には糖質と同義とされ、本章でも基本的に同じものとして記述しているが、「**栄養表示基準**」のように、栄養的な働きから炭水化物を消化されるもの（糖質）と消化されにくいもの（食物繊維）に分けて考えることもある。

1）炭水化物の分類（図1-1）

炭水化物はその最小構成単位である単糖を基本とし、単糖が結合した数によって二糖、三糖、四糖、……に分類される。結合する単糖の種類や結合の形によってそれぞれに多様なものが含まれるが、単糖の結合数が2～10数個程度のものを総称して**オリゴ糖**という。さらに、単糖が多数結合した高分子の炭水化物を多糖という。

自然界にはさまざまな炭水化物が存在するが、食品中に多くみられるのは、単糖、二糖、多糖に分類される一部の炭水化物である。

2）主な炭水化物

（1）ブドウ糖（グルコース）　単糖として果実類などに存在するほかに、穀類や野菜類などのでんぷんやセルロースの構成成分として自然界に多く存在する。また、血液中の血糖として栄養上重要な成分でもある（図1-2）。

（2）果糖（フルクトース）　単糖として果実類やハチミツなどに存在するほかに、ショ糖の構成成分でもある。砂糖（ショ糖）の1.5倍ほどの甘味度があり、糖質系の甘味料ではもっとも甘い（図1-2）。

（3）ガラクトース　食品中には単糖としてはほとんど存在せず、乳糖の構成成分として存在する。

（4）ショ糖（スクロース）　ブドウ糖と果糖が結合した二糖で果実類などに存在するが、砂糖の主成分であり、甘味料としても摂取される。ショ糖を加熱するとカラメル化が起こり食品の調理加工に利用される（図1-3）。

（5）乳糖（ラクトース）　ガラクトースとブドウ糖が結合した二糖で、乳中に存在する。乳児のエネルギー源となる。

（6）でんぷん　主に植物の貯蔵多糖として存在するでんぷんは粒子の形で存在し、水に不溶で沈殿する。でんぷんには、ブドウ糖が直鎖状（らせん状）に結合したアミロース成分と、直鎖部分から枝分かれした房状構造をもつアミロペクチン成分の2つの成分が

> **栄養表示基準による炭水化物の分類**：　加工食品などに記載される栄養成分表示について定めた栄養表示基準によれば、「炭水化物」から「食物繊維」を除いたものを「糖質」、単糖類または二糖類であって、糖アルコールでないものを「糖類」としている。

> **オリゴ糖**：　オリゴ糖のなかには生理的な効果が認められるものがある。オリゴ糖の種類によって、抗う蝕、腸内細菌叢の改善、便通の改善、血糖の上昇抑制などの効果が知られており、特定保健用食品などに使用されている。多くは難消化性である。

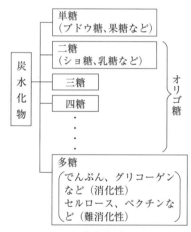

図1-1　炭水化物の分類

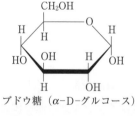

ブドウ糖（α-D-グルコース）

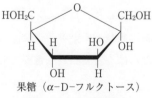

果糖（α-D-フルクトース）

図1-2　主な単糖

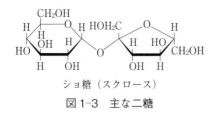

ショ糖（スクロース）

図 1-3　主な二糖

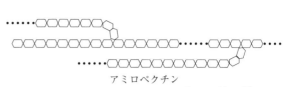

アミロース

アミロペクチン

（□：ブドウ糖）

図 1-4　でんぷんの構成成分

存在する（図1-4）。

（7）グリコーゲン　　主に動物の筋肉や肝臓に存在する貯蔵多糖である。アミロペクチンと類似した化学構造をもつが、分岐が密で分子が小さい。

（8）セルロース　　ブドウ糖が直鎖状に結合した構造であるが、でんぷんのアミロースとはブドウ糖間の結合様式が異なっているため、多数の直鎖が強く結合し水に不溶な繊維状である。セルロースは植物の細胞壁を構成する主成分であり、ヒトの消化酵素で分解できず利用されないが、食物繊維としての機能を有している。

3）食物繊維

　食物繊維とは「ヒトの消化酵素で消化されない食物中の難消化性成分の総体」とされ、植物性食品だけでなく動物性食品にも存在する。具体的には、野菜類や果実類にみられるセルロースやペクチン質、藻類にみられる寒天やアルギン酸、えびやかになどの甲殻類にみられるキチン、などがある。また、でんぷんやたんぱく質など本来消化性と考えられてきたなかにも難消化性のレジスタントスターチやレジスタントプロテインが知られている。食物繊維はその溶解性から不溶性食物繊維と水溶性食物繊維に分けられる。

　食物繊維の摂取による生理的効果としては、①便通の改善や便量の増加、②血糖上昇の抑制、③血中コレステロールの低下、④腸内細菌叢の改善などが期待される。食事摂取基準（2020年）においては、18～64歳の男性で21g以上、女性で18g以上が1日あたりの目標量とされているが、実際の摂取量は14gほどである。

4）炭水化物の栄養

　（1）エネルギーの産生　　血糖として各組織へ運ばれたブドウ糖はエネルギー源として利用される。とくに脳や赤血球などではブドウ糖に大きく依存しているため、血糖値の維持は重要になる。エネルギー産生の材料がブドウ糖の場合には、酸素の供給なしに短時

> **グリコーゲン：**　グリコーゲンは肝臓や筋肉に貯蔵される多糖であるが、肝臓には約100g、筋肉には約300g程度の量しか蓄えることができない。これをエネルギーに換算すると、1日に必要とされるエネルギー量の半分ほどである。スポーツ選手の筋肉中にはより多くの貯蔵が可能とされる。

> **食物繊維：**　食物繊維はヒトの消化酵素で分解されないが、一部は腸内細菌によって発酵分解され、ヒトがエネルギー源として利用できる酪酸などの成分となる。食物繊維の種類や個人によって差があるが、0～2kcal/gのエネルギー換算係数が示されている。

> **レジスタントスターチ：**　未精製の穀類などに含まれる一部のでんぷんや、糊化でんぷんから変化した老化でんぷんなどは消化酵素で分解されにくく、食物繊維と同様な効果が期待される。

> **レジスタントプロテイン：**　食品中に存在する難消化性のたんぱく質や、調理加工によって生じたあるいは、他の成分と複合体を形成して難消化性となったたんぱく質で、食物繊維と同様の作用があるとされる。大豆やそばなどの難消化性成分が知られている。

間でエネルギーをつくり出すことが可能である（解糖系による代謝）。

　脂肪からエネルギーを産生する場合、ブドウ糖と同様にクエン酸回路という代謝経路を利用するが、この代謝経路を構成するオキサロ酢酸はブドウ糖から合成されるため、炭水化物の供給がないとクエン酸回路が十分に機能しなくなり、通常のエネルギー産生ができなくなる。つまり、炭水化物は脂肪からエネルギーをつくる場合にも必要な栄養素となっている。

　(2) 他栄養素への変換　　エネルギー産生に利用されない過剰量のブドウ糖は、グリコーゲンとして貯蔵されたり、代謝経路の中間化合物（アセチルCoA）を経由して脂肪酸に合成された後、脂肪として貯蔵されたりする。また、ブドウ糖から非必須アミノ酸を合成する場合も共通な代謝経路を利用して行われている。このように、炭水化物は脂質やたんぱく質へ変換可能な栄養素である。

第3節　脂　　　質

　脂質は、主に水に不溶で有機溶媒に可溶な生体成分の総称であり、トリアシルグリセロール（中性脂肪）、リン脂質、ステロールなどが含まれる。脂質の構成成分の観点から、脂肪酸とアルコールからなる単純脂質、それ以外にリンや糖などの成分を含む複合脂質などに分けられる。

1）脂　肪　酸

　脂肪酸は脂質を構成する主要な成分である。炭素間の結合として二重結合がない脂肪酸を飽和脂肪酸、二重結合を有する脂肪酸を不飽和脂肪酸といい、二重結合の数が１つのものは一価不飽和脂肪酸（例としてオレイン酸、図1-5参照）に、複数のものは多価不飽和脂肪酸に分類される（図1-6）。多くの脂肪酸は炭素が偶数個で構成され、二重結合が３炭素ごとに存在するため、構成炭素の数、二重結合の数、**二重結合の位置**を示すことで個々の脂肪酸を表すことができる（表1-1）。

　体内では多様な脂肪酸を合成することができるが、リノール酸とα-リノレン酸は合成できず食物から摂取しなければならないので**必須脂肪酸**という。

> **二重結合の位置：**　不飽和脂肪酸のメチル基側から数えて３番目と４番目の炭素間にある二重結合の位置をn-3と表し、同様に６番目と７番目をn-6、９番目と10番目をn-9、……と表す。また、それと同じ位置を$\omega 3$（オメガ3）、$\omega 6$、$\omega 9$、……と表すこともある。

> **必須脂肪酸：**　アラキドン酸はリノール酸から、DHAやEPAはα-リノレン酸から体内合成できるが、十分量ではないことから、広義にはこれらも含めて必須脂肪酸とすることがある。

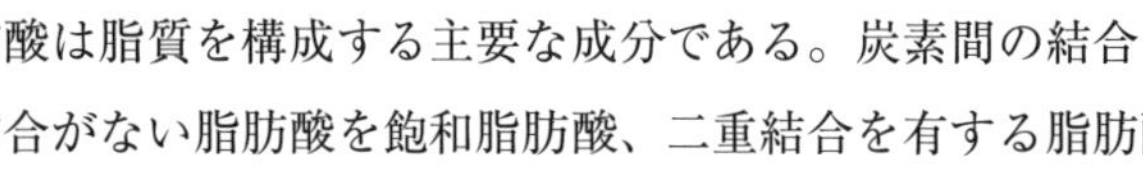

図1-5　脂肪酸の構造（オレイン酸）

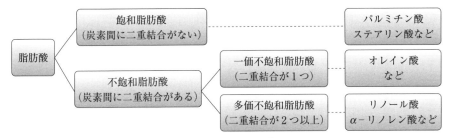

図 1-6　脂肪酸の分類

表 1-1　食品中の主な脂肪酸

		系統名	慣用名	略号	主な所在
飽和脂肪酸		ブタン酸	酪酸	C4:0	バター
		ヘキサン酸	カプロン酸	C6:0	バター、ヤシ油
		オクタン酸	カプリン酸	C8:0	バター、ヤシ油
		デカン酸	カプリン酸	C10:0	バター、ヤシ油
		ドデカン酸	ラウリル酸	C12:0	バター、ヤシ油
		テトラデカン酸	ミリスチン酸	C14:0	バター、ヤシ油
		ヘキサデカン酸	パルミチン酸	C16:0	動植物油脂
		オクタデカン酸	ステアリン酸	C18:0	動植物油脂
不飽和脂肪酸	一価	9-ヘキサデセン酸	パルミトオレイン酸	C16:1, n-6	動植物油脂
		9-オクタデセン酸	オレイン酸	C18:1, n-9	動植物油脂
		13-ドコセン酸	エルシン酸	C22:1, n-9	なたね油
	多価	9,12-オクタデカジエン酸	リノール酸	C18:2, n-6	植物油脂
		9,12,15-オクタデカトリエン酸	α-リノレン酸	C18:3, n-3	植物油脂
		6,9,12-オクタデカトリエン酸	γ-リノレン酸	C18:3, n-6	植物油脂
		5,8,11,14-エイコサテトラエン酸	アラキドン酸	C20:4, n-6	肝油
		5,8,11,14,17-エイコサペンタエン酸	エイコサペンタエン酸	C20:5, n-3	魚油
		4,7,10,13,16,19-ドコサヘキサエン酸	ドコサヘキサエン酸	C22:6, n-3	魚油

2）主な脂質

（1）**トリアシルグリセロール（中性脂肪）**　　3分子の脂肪酸がグリセロールに結合したもので、食用油脂の主成分である。油脂の種類によって構成脂肪酸の組成が異なり、脂肪酸の性質が油脂の性状に反映している（図1-7）。

（2）**リン脂質**　　リン酸を含んだ複合脂質で、主なものは2分子の脂肪酸が結合したグリセロールに、リン酸基を介した他の化合物（コリンやエタノールアミンなど）が結合した構造である（図1-8）。脂肪酸部分が疎水性を、リン酸基部分が親水性を示し、両方の性質をもつことから細胞膜を構成する成分として重要である。

（3）**ステロール**　　ステロイドの一種で、動物ではコレステロール、植物では植物ステロールがある。コレステロールは動物性食品から摂取されるが体内でも合成されており、成人（50kg）で1日600〜650mg程度生成され、ホルモンなどをつくる材料となってい

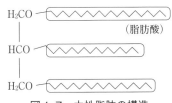

図 1-7　中性脂肪の構造

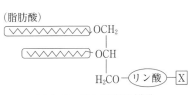

図 1-8　リン脂質の構造

る（図1-9）。

3）脂質の栄養

　（1）エネルギーの産生と貯蔵　　中性脂肪は炭水化物と同様に主要なエネルギー源であるが、中性脂肪からのエネルギー産生は十分な酸素を必要とするため、長時間のエネルギー供給に向いている。また、過剰に摂取された炭水化物やたんぱく質は中性脂肪に変換されて貯蔵されるが、1g あたりのエネルギー量は中性脂肪が 9kcal と炭水化物やたんぱく質（4kcal）の倍以上であり、効率よく体内にエネルギーを貯蔵することができる。

　（2）必須脂肪酸の供給　　食物から摂取される必須脂肪酸はそのままの形で利用されるほかに、別の脂肪酸を合成する材料としても利用される。例えば、必須脂肪酸である α-リノレン酸からは**エイコサペンタエン酸（EPA）やドコサヘキサエン酸（DHA）**などがつくられる。

　（3）生体の調節機能　　脂質からさまざまな生理活性成分がつくられる。**エイコサノイド**といわれる一群の化合物は、炭素数 20 の多価不飽和脂肪酸から合成され、血圧の調節、血小板の凝集、炎症作用などに関わって多様な生理作用を示す。また、コレステロールからはホルモンや胆汁酸などがつくられている。

第4節　たんぱく質

　たんぱく質はアミノ酸が直鎖状に多数結合した高分子化合物である。アミノ酸だけから構成されるたんぱく質を単純たんぱく質、糖やリン酸などアミノ酸以外の成分を含んだたんぱく質を複合たんぱく質という。

1）たんぱく質を構成するアミノ酸

　アミノ酸とは、アミノ基（-NH$_2$）とカルボキシル基（-COOH）を有する化合物で自然界には多数存在するが、たんぱく質を構成するアミノ酸は基本的に生物に共通な 20 種類である（表1-2）。それらのアミノ酸には構造的に共通な部分とそれぞれに異なる部分（側鎖部分）があり、アミノ酸の結合（ペプチド結合）はその共通部分にあるアミノ基とカルボキシル基で形成される（図1-10）。

　20 種類のうち 9 種類は体内で合成することができないか、合成できても十分量ではないため食物から摂取しなければならず、必須アミノ酸といわれる。他の 11 種類は非必須アミノ酸である。

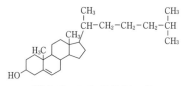

図1-9　コレステロール

多価不飽和脂肪酸（n-3系）の生理作用：　EPA や DHA などの n-3 系脂肪酸には、血中中性脂肪の低下、不整脈の予防、血栓生成の抑制などさまざまな生理作用が示されている。

エイコサノイド：　エイコサノイドには、その一種であるプロスタグランジンのように痛みや炎症の原因となる作用をもつものがある。鎮痛剤として使用されるアセチルサリチル酸（アスピリン）やインドメタシンなどはこのエイコサノイドがつくられるのを阻害することで痛みや炎症を抑えるのである。

プロリン：　たんぱく質を構成するアミノ酸の1つであるが、正確にはアミノ基（-NH$_2$）ではなくイミノ基（-NH-）をもったイミノ酸である。

表1-2　たんぱく質を構成するアミノ酸

アミノ酸	略号	アミノ酸	略号
グリシン	Gly	グルタミン酸	Glu
アラニン	Ala	アスパラギン	Asn
◎バリン	Val	グルタミン	Gln
◎ロイシン	Leu	◎リシン	Lys
◎イソロイシン	Ile	アルギニン	Arg
セリン	Ser	◎ヒスチジン	His
◎トレオニン	Thr	◎フェニルアラニン	Phe
システイン	Cys	チロシン	Tyr
◎メチオニン	Met	◎トリプトファン	Trp
アスパラギン酸	Asp	プロリン	Pro

注）◎＝必須アミノ酸

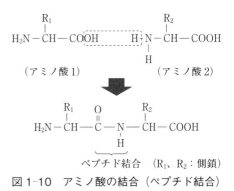

図1-10　アミノ酸の結合（ペプチド結合）

2）たんぱく質の構造

　たんぱく質は多数のアミノ酸が結合して構成されるが、アミノ酸が結合する順序（アミノ酸配列：たんぱく質の一次構造）は遺伝情報によって決まっており、そのたんぱく質に固有な配列である。また、ほとんどのたんぱく質はそれぞれ固有な立体構造（たんぱく質の三次構造）を有していて、その部分的な構造にらせん構造（αヘリックス）や波板構造（βシート）などがみられる（たんぱく質の二次構造）（図1-11）。

　たんぱく質の立体構造はアミノ酸間の弱い力（水素結合やイオン結合など）で維持されているため、さまざまな要因によってその結合が切れ、立体構造の崩壊が起こる。これをたんぱく質の変性といい、身近にみられる現象である。変性が起こる要因には加熱、pH変化、物理的攪拌などがある。

3）たんぱく質の栄養

　（1）身体の構成成分　体たんぱく質は常に合成と分解を繰り返しながら平衡な状態を維持している。成人の1日の合成量は3g/kg体重とされているが、一部の体たんぱく質は体外に失われ、また体内のアミノ酸も一部は不可避的に代謝され体外へ排泄されることから、体たんぱく質を維持するためには、食物からたんぱく質を補給することが必要である。また、身体の成長期では体たんぱく質の維持に加えて、成長にともなうたんぱく質の蓄積も起こり、より多くのたんぱく質の摂取が必要となる。

　（2）生体の調節機能　代謝反応を担う酵素やその調節に働くホルモン、生体内の免疫を担う抗体など、多様なたんぱく質が生体機能の調節に関与している。

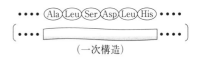

（一次構造）

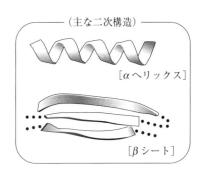

（主な二次構造）
［αヘリックス］
［βシート］

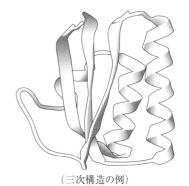

（三次構造の例）

図1-11　たんぱく質の立体構造

（3）**エネルギーの産生**　体たんぱく質の合成に利用されない余剰なアミノ酸は、エネルギー産生の材料となるか、脂質に変換されて貯蔵される。また、炭水化物の摂取が十分でない場合、アミノ酸はブドウ糖を合成する材料として血糖の維持に利用される（糖新生）。たんぱく質は炭水化物や脂質へ変換可能な栄養素である。

４）たんぱく質の栄養評価

身体の成長や維持のためには、それに適したたんぱく質（アミノ酸）の摂取が必要であるが、食品に含まれるたんぱく質はすべてが理想的というわけではないため、食品たんぱく質の**栄養評価**が必要となる。評価には動物実験を行う方法や化学分析を用いる方法などいくつかの方法があり、そのなかで広く一般にも利用されているものがアミノ酸価（アミノ酸スコア）である（表1-3）。

アミノ酸価とは、たんぱく質の栄養価が必須アミノ酸の組成と関連性が高いことから、基準となる必須アミノ酸組成（**アミノ酸評点パターン**）と食品の必須アミノ酸組成を比較し、その栄養価を算出する評価法である。アミノ酸評点パターンと比べてもっとも不足しているアミノ酸を第一制限アミノ酸といい、これがたんぱく質栄養の制限因子となっている。これは必須アミノ酸の桶の図によってよく表されている。板の長さが違う桶には一番短い板のところまでしか水が入らないことと同じで、他のアミノ酸がどんなに多くても第一制限アミノ酸によって栄養価が決まるのである（図1-12）。

一般的に肉、魚、卵などの動物性たんぱく質は栄養価が高く、穀類や野菜類などの植物性たんぱく質は栄養価が低い。大豆は植物性

> **栄養評価：**　動物実験などによるたんぱく質の生物学的な栄養評価には、体重の増加量から求めるたんぱく質効率や正味たんぱく質比、窒素出納から求める生物価や正味たんぱく質利用率、などがある。動物実験の難しさはあるが、生物に対する実際の効果を知る利点もある。

> **アミノ酸評点パターン：**　ヒトにおける必須アミノ酸の必要量を示した「アミノ酸評点パターン」は、これまでにいくつか示されているが、現在日本ではFAO/WHO/UNUが2007年に提案したものが利用されている。

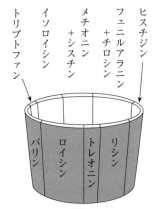

〈アミノ酸評点パターン〉

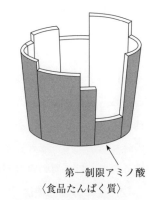

第一制限アミノ酸
〈食品たんぱく質〉

図1-12　たんぱく質の栄養価（必須アミノ酸の桶）

表1-3　アミノ酸価

必須アミノ酸	評点パターン 2007年 [A]	食パン 分析値 [B]	食パン 割合 [B／A×100]	鶏卵（卵白）分析値 [C]	鶏卵（卵白）割合 [C／A×100]
ヒスチジン	20	27	135	28	140
イソロイシン	32	42	131	57	178
ロイシン	66	80	121	95	144
リシン	57	23	40	79	139
メチオニン＋シスチン	28	43	154	74	264
フェニルアラニン＋チロシン	52	96	185	120	231
トレオニン	31	32	103	52	168
トリプトファン	8.5	13	153	17	200
バリン	43	48	112	76	177
アミノ酸スコア（第一制限アミノ酸）			40（リシン）		100

評点パターン：不可欠アミノ酸の推定平均必要量（FAO/WHO/UNU 2007）
　　　　　　　0.5歳の評点パターン（mg/gタンパク質）
分析値：日本食品標準成分表2015年版（七訂）アミノ酸成分表
　　　　アミノ酸組成によるタンパク質1gあたりのアミノ酸量（mg/gタンパク質）

食品のなかでも栄養価が高くアミノ酸価は 100 である。たんぱく質栄養価の低い食品であっても、ほかの食品を組み合わせることで全体の栄養価を高めることができ、これをアミノ酸の補足効果という。

第5節　ミネラル

　ヒトの栄養に必要な元素で炭素、酸素、水素、窒素以外のものを無機質（ミネラル）といい、体内での存在量から比較的多く存在する多量元素と微量に存在する微量元素に分けられる。また、その生理作用には身体を構成する機能や恒常性維持のための調節機能などがある（表1-4）。

1）多量元素

　（1）カルシウム（Ca）　　体内には 1000g 程度が存在し、その約99%はリン酸カルシウムなどの化合物として**骨**や**歯**に含まれている。残り1%はイオンとして、細胞の増殖・分化や神経の伝達、筋肉の収縮などの生理作用に関わっている。**血中の Ca 濃度**はホルモンなどによって厳密に調節され、不足すると骨の Ca の溶出促進などによって維持される。食品では乳類、野菜類、豆類などから多く摂取されるが、日本人の平均摂取量は食事摂取基準を下回っている。

> **骨の組成：**　骨は表面と内部で違いはあるが5〜20数％の水分を含み、固形分のおよそ3分の2はリン酸カルシウムや炭酸カルシウムなどの無機質、残り3分の1はコラーゲンなどの有機物からなる。骨の正常な形成には、Ca だけでなくたんぱく質やビタミン類の摂取も重要である。

> **血中 Ca 濃度：**　血中 Ca 濃度は、副甲状腺ホルモン（PTH）やビタミン D、カルシトニンなどの作用で厳密に調整（9〜11mg/dL）されている。また、エストロゲンなどの性ホルモンもこの調節作用に関与しており、とくに女性の場合は閉経等によるホルモンバランスの変化が Ca 代謝に影響すると考えられる。

表1-4　主なミネラル

	無機質	主な作用	主な含有食品
多量元素	カルシウム（Ca）	骨や歯の構成成分 神経の伝達や筋肉の収縮などに関与	乳類、小魚、豆類など
	リン（P）	骨や歯の構成成分 細胞膜や核酸などの構成成分	魚介類、乳製品など
	硫黄（S）	含硫アミノ酸の構成成分	たんぱく質性食品
	カリウム（K）	浸透圧の維持や神経の伝達などに関与	野菜類、果実類など
	ナトリウム（Na）	浸透圧の維持や神経の伝達などに関与	調味料など
	塩素（Cl）	胃酸の成分	調味料など
	マグネシウム（Mg）	骨や歯の構成成分 神経の伝達や筋肉の収縮などに関与	大豆製品、魚介類など
微量元素	鉄（Fe）	ヘモグロビンの成分として酸素の運搬に関与	肉類、豆類、肝臓など
	亜鉛（Zn）	酵素の構成成分として種々の代謝に関与 味覚に関与	牡蠣、牛肉など
	銅（Cu）	酵素の構成成分として種々の代謝に関与 鉄の代謝に関与	肝臓、魚介類など
	ヨウ素（I）	甲状腺ホルモンの構成成分	海藻類など
	セレン（Se）	酵素の構成成分として種々の代謝に関与	魚介類、穀類、卵など
	クロム（Cr）	インスリンの働きに関与	種実類、豆類、そばなど
	マンガン（Mn）	酵素の構成成分として種々の代謝に関与	種実類、野菜類、豆類など
	モリブデン（Mo）	酵素の構成成分として種々の代謝に関与	豆類、種実類、など

（2）**リン（P）**　　体内には 800g 程度存在し、その約 85％は Ca などとの化合物として骨や歯にみられる。残りは、酸・塩基平衡や浸透圧調節などに関わるイオンとして、また細胞膜や核酸などを構成する成分として多様な働きを担っている。とくに Ca 代謝との関係が深く、摂取量が多くなると体内の Ca 利用への影響も指摘されている。

（3）**硫黄（S）**　　体内には 140g 程度存在し、含硫アミノ酸（メチオニンとシステイン）の構成元素としてたんぱく質中にみられる。また、いくつかのビタミンの構成元素でもある。S は主に食品たんぱく質の形で摂取される。

（4）**カリウム（K）**　　体内には 140g 程度存在し、ほとんどが**細胞内のイオン**である。主な生理作用としては、浸透圧の維持、酸・塩基平衡や神経伝達の調節などがある。また、K はナトリウムの排泄に必要であることや高血圧を予防する観点から、K の摂取を多くすることが推奨されている。

（5）**ナトリウム（Na）**　　体内には 100g 程度存在し、その約 50％は**細胞外のイオン**として浸透圧の維持、酸・塩基平衡や神経伝達の調節などに関与している。残りの約 40％は骨に存在する。Na は食塩（NaCl）の構成元素であり、みそやしょうゆなどの食塩を含む調味料として摂取することが多い。日本人の食塩相当量の 1 日平均摂取量は 9.5g で必要量を大きく上回り、高血圧や胃がんなどの一因と考えられている。

（6）**塩素（Cl）**　　体内には 100g 程度存在し、細胞外の陰イオンとして浸透圧の維持や胃酸の成分などとして働く。ナトリウムと同じく食塩としての摂取が多い。

（7）**マグネシウム（Mg）**　　体内には 25g 程度存在し、その約 60％はリン酸化合物などとして骨に含まれる。残りの約 40％は筋肉やその他の組織に存在し、酵素活性の発現に必要なものとして、エネルギー産生など多くの体内代謝に関与している。

2）微量元素

（1）**鉄（Fe）**　　体内には 4g 程度存在し、その約 70％は赤血球のヘモグロビンを構成する元素として酸素の運搬などに関与する。Fe の働きの観点から、生体機能の発現に直接関わる Fe を「**機能鉄**」、たんぱく質と結合して肝臓などに蓄えられている Fe を「**貯蔵鉄**」という。また、その存在形態から Fe には「**ヘム鉄**」と「**非ヘム鉄**」の 2 つの形態がある（図 1-13）。食品中ではヘム鉄は肉類

> **細胞内イオンと細胞外イオン：**　細胞内外でその存在量を比較すると、K^+、Mg^{2+}、HPO_4^{2-} などは細胞内に多く存在し、Na^+、Ca^{2+}、Cl^- などは細胞外に多く存在する。この細胞内外のバランスが浸透圧の調節や酸・塩基平衡、各ミネラルの生理作用などに大きく影響するため、恒常性の維持が重要である。

> **貯蔵鉄：**　鉄はたんぱく質と結合した形で肝臓や脾臓、骨髄などに貯蔵される。たんぱく質を外殻として、中心部分に鉄イオンを多数結合した水溶性のフェリチンや、フェリチンが集合し変化した不溶性のヘモシデリンなどがある。

> **ヘム鉄：**　ポルフィリンと鉄との錯体をヘムといい、その形で存在している鉄をヘム鉄という。主に二価の鉄イオンからなる。ヘモグロビンや各種酵素などにはヘムとして組み込まれ、その機能発現に関わっている。

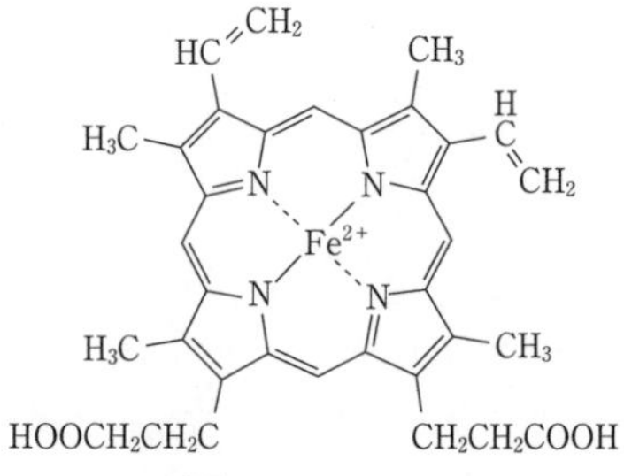

図 1-13　ヘム

などに、非ヘム鉄は卵類や豆類などにみられ、その吸収率はそれぞれ 20〜30% 程度、5% 程度とヘム鉄のほうが吸収されやすい。日本人女性の平均摂取量は食事摂取基準を下回っており、女性にとって不足しやすい栄養素となっている。欠乏すると（鉄欠乏性）貧血となる。

（2）**亜鉛（Zn）**　体内には 2g 程度が存在し、多くの酵素活性の発現に必要である。味覚や創傷治癒など特徴的な作用に関わることも示されている。

（3）**銅（Cu）**　体内には 70mg 程度存在し多くの酵素活性の発現に必要である。Cu は鉄の代謝に関わっているために、欠乏すると鉄の代謝がうまくいかず、鉄欠乏の症状（貧血）が生じる。

（4）**ヨウ素（I）**　体内には 20mg 程度存在し、エネルギー代謝や成長促進などに関わる甲状腺ホルモンの構成元素として必須である。

（5）**その他**　体内での作用が明らかなものとして、食事摂取基準に示されているマンガン、クロム、モリブデン、セレンや、ビタミン B_{12} の構成元素であるコバルト、などがある。その他に、作用が十分明らかではないが、体内に微量存在するものもある。

第6節　ビタミン

　ビタミンは、ヒトの栄養に必須な微量の有機化合物であり、体内で合成できないか、合成できたとしても十分ではないため食品から摂取しなければならない栄養素である。13 種類のビタミンがあり、主要な化合物の溶解性の違いから脂溶性ビタミン（4 種類）と水溶性ビタミン（9 種類）に分けられる。複数の化合物が同じビタミン作用を示すことや、体内での作用はビタミンから変化した別の化合物が担うこともある。

　ビタミンが欠乏するとそのビタミンに特有な欠乏症がみられる場合がある。

1）脂溶性ビタミン （表 1-5）

（1）**ビタミン A**　ビタミン A 作用をもつ化合物には、動物性食品にみられるレチノールや緑黄色野菜に多く含まれる**カロテン**などがある。カロテンは体内でレチノールに変換されてビタミン A として作用することからビタミン A の前駆体（プロビタミン A）である（図 1-14）。主な生理作用として、視物質（ロドプシン）の構成成分として視覚機能への関与がある。このためビタミン A の欠乏症と

> **カロテンの作用：**　カロテンは体内でレチノールに変換されてビタミン A 作用を示すが、カロテン自体が抗酸化作用を有している。

> **ロドプシン：**　ロドプシン（視紅）は、たんぱく質であるオプシンとビタミン A からの 11 - シスレチナールが結合して形成される。弱い光を感受し神経に伝達する働きがあり、暗闇でも目が慣れてくると見えるようになるのは、ロドプシンの働きによる。

表 1-5　脂溶性ビタミン

ビタミン	主な化合物	主な作用と欠乏症状	主な含有食品など
A	レチノール カロテン（プロビタミン A）	視覚に関与 欠乏症は「夜盲症」	肝臓、うなぎ、緑黄色野菜など
D	エルゴカルシフェロール コレカルシフェロール	カルシウム代謝に関与 欠乏症は「くる病」「骨軟化症」	魚類、きのこなど
E	トコフェロール	生体成分の酸化防止に関与 欠乏症は「溶血」「不妊」など	植物油、種実類など
K	フィロキノン メナキノン	血液凝固因子の生成に関与 欠乏症は「出血症」	納豆、野菜類など 腸内細菌も合成可能

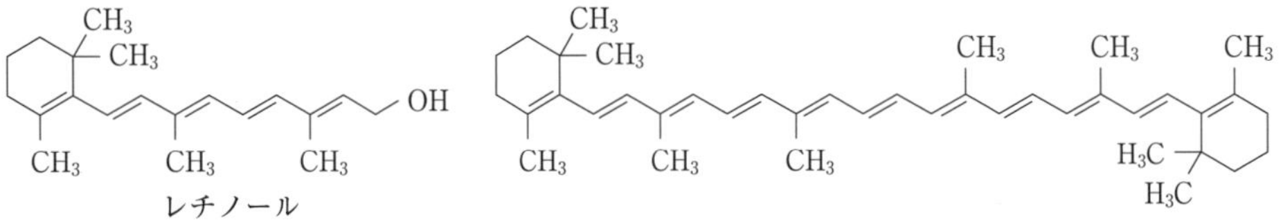

レチノール

β-カロテン

図 1-14　ビタミン A

しては夜盲症が知られている。そのほかに、細胞の分化・増殖や免疫機構などへの関与が知られている。

　(2) ビタミン D　　ビタミン D 作用をもつ化合物には、きのこ類にみられるエルゴカルシフェロール（D_2）と魚類などに多くみられるコレカルシフェロール（D_3）がある。ヒトの皮膚でも紫外線による反応によって合成される。主な生理作用として、体内のカルシウム代謝の調節に関与しており、欠乏症には骨軟化症やくる病などがある。

　(3) ビタミン E　　ビタミン E 作用をもつ化合物には、植物油や種実類、魚介類中にみられるトコフェロールやトコトリエノールがあるが、とくに α-トコフェロールの作用が強い。主な生理作用として、抗酸化作用による生体成分の酸化抑制がある。

　(4) ビタミン K　　ビタミン K 作用をもつ化合物には、野菜類にみられるフィロキノン（K_1）や納豆などにみられるメナキノン（K_2）などがある。また、ヒトの腸内細菌によっても合成される。主な生理作用として、血液凝固の調節機能に関わっており、欠乏すると血液凝固の遅延などがみられる。そのほかに骨の代謝にも関与している。

2）水溶性ビタミン （表 1-6）

　(1) ビタミン B 群　　B_1、B_2、ナイアシン、B_6、B_{12}、パントテン酸、葉酸、ビオチンの 8 種類のビタミンを総称してビタミン B 群という。これらは、それぞれ補酵素の形で栄養素の代謝を含めた

> ビタミン D：　吸収されたビタミン D はそのままでは生理活性を示さない。腎臓において活性型の 1α、25 ジヒドロキシビタミン D となってから、カルシウムの吸収や骨の形成・成長を促進する作用を示す。

表 1-6　水溶性ビタミン

ビタミン	主な化合物	主な作用と欠乏症状	主な含有食品など
B₁	チアミン	エネルギー産生に関与 欠乏症は「脚気」	豚肉、胚芽など
B₂	リボフラビン	エネルギー産生に関与 欠乏症は「口角炎」「口唇炎」など	肝臓、うなぎなど
ナイアシン	ニコチン酸（ナイアシン）、 ニコチン酸アミド	エネルギー産生に関与 欠乏症は「ペラグラ」	肉類、魚類など トリプトファンから体内合成可能
B₆	ピリドキシン、 ピリドキサール、 ピリドキサミン	アミノ酸の代謝に関与 欠乏症は「皮膚炎」「口内炎」など	肝臓、肉類、魚類など 腸内細菌も合成可能
B₁₂	コバラミン	アミノ酸の代謝に関与 欠乏症は「巨赤芽球性貧血（悪性貧血）」	貝類、肝臓など 一部の微生物が生産し、多くは動物性食品に含まれる
パントテン酸	パントテン酸	広範囲な代謝に関与	肝臓、魚介類など 腸内細菌も合成可能
葉酸	葉酸	核酸やアミノ酸の代謝に関与 欠乏症は「巨赤芽球性貧血（悪性貧血）」	肝臓、野菜類など 腸内細菌も合成可能
ビオチン	ビオチン	脂質や糖質の代謝に関与 欠乏症は「皮膚炎」など	腸内細菌も合成可能
C	アスコルビン酸	コラーゲンの合成に関与 欠乏症は「壊血病」	野菜類、果実類など

多様な体内反応に関わっている。とくに、B₁、B₂、ナイアシンはエネルギー産生の代謝に不可欠であり、運動などでエネルギー産生が高まる場合にはこれらの必要量も多くなる。

（2）ビタミンC　野菜類や果実類に含まれるアスコルビン酸が主な化合物である。アスコルビン酸は強い還元性を有し、生体内の酸化還元反応に関わることが示されている。主な生理作用は体内組織の強度を担うコラーゲンの合成に関与することで、欠乏すると正常なコラーゲンがつくられないために組織が脆弱化し出血しやすくなる壊血病を起こす。そのほかに、抗酸化作用による生体成分の酸化抑制、チロシンの代謝、薬物代謝などへの関与がある。

> ビタミンC：　多くの動物はビタミンCを体内合成することが可能であり、ビタミンCを必須な栄養素とするのは、ヒト、一部のサル、一部のトリ、モルモット、コウモリなどである。ヒトはビタミンC合成の最終段階を担う酵素がなく、進化の過程で欠損したと考えられる。

第7節　水　　分

1）水分の機能

　水は栄養素に含まれないが、生物にとって必須な成分である。水はものを溶かす溶媒となることで、①体内で起こるさまざまな代謝反応の場となる、②各組織に必要な栄養素を運び、老廃物を排泄する、③電解質などの溶解によって浸透圧を維持し細胞形態を保つ、などの機能をもつ。また、④発汗による体温調節の役割などもある。

２）水分の出納

　成人では体重の約60％が水分で、その量は主に腎臓によって調節され、一定に維持されている。成人では１日におよそ2000〜2500mLの水分が尿、呼気中の水分、皮膚からの蒸発、などの形で体外に出て失われるが、同じ量の水分が補給されている。必要な水分は、飲料水や食物中の水分として１日およそ2000mLを摂取しているほか、栄養素の代謝過程で産生される水分（代謝水）が300mL程度利用される。

第８節　栄養素の消化・吸収と代謝

１）消　　　化

　摂取された栄養素は消化器系器官によって細胞に吸収される成分にまで分解される（図1-15）。この分解を消化といい、消化酵素による化学的消化が主要なものである（図1-16）。このほかに咀嚼や消化管の動きによる物理的消化と腸内細菌による**生物的消化**がある。

　口腔では、食物は咀嚼によって切断・摩砕され、唾液と混ざり合って食道から胃へと送られる。唾液にはでんぷん分解酵素であるα−アミラーゼが含まれる。

　胃では、胃液中のたんぱく質分解酵素であるペプシンが働きたん

> **生物的消化：**　消化されなかった食物成分の一部は、腸内細菌による分解・代謝を受けてヒトが利用可能な成分となる。各種のビタミンなども生成され、食物からの摂取不足を補うことにもなっている。

> **膵臓：**　膵臓の組織は、１日700mLほどの消化液を産生・分泌する外分泌部と、各種のホルモンを産生・分泌する内分泌部に分けられる。分泌されるホルモンにはインスリンやグルカゴンなどがあり、血糖調節にとって重要である。

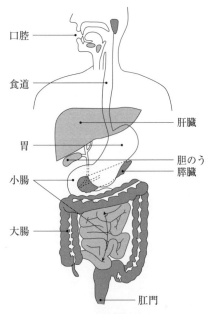

図1-15　消化器系器官

出所）五明紀春ほか、基礎栄養学、朝倉書店、2010年、p.4より一部改変

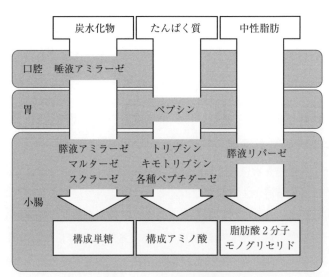

図1-16　主な消化酵素

ぱく質を消化する。この酵素は胃液の強い酸性条件下（pH1〜2）でよく働き、たんぱく質をおおまかに分解する。消化物は胃の蠕動運動などによって撹拌され、かゆ状になって小腸へ送られる。

　小腸では、膵臓から多種類の消化酵素（膵液アミラーゼ、たんぱく質分解酵素であるトリプシンやキモトリプシン、脂質分解酵素である膵液リパーゼなど）を含む膵液が分泌され、本格的に消化が行われる。また、胆のうから分泌される胆汁は消化酵素を含まないが、胆汁酸のもつ乳化作用によって脂肪を乳化し、リパーゼによる消化を助けている。基本的に、炭水化物は構成単糖に、たんぱく質は構成アミノ酸に、中性脂肪は脂肪酸2分子とモノグリセリドに消化される。

　小腸の内壁には多くの「ひだ」があり、その表面には突起状の絨毛が無数に存在している。さらに、絨毛を構成する細胞の表面にはブラシ状の微絨毛がある（図1-17）。このような構造によって小腸内壁の表面積は増大し、効率的な消化吸収が可能となっている。

　大腸では水分の吸収と糞便の形成が行われる。

2）吸　　収

　消化された栄養素は小腸の細胞内に取り込まれた後、水溶性の成分（糖質、アミノ酸、無機質、水溶性ビタミン、短鎖・中鎖脂肪酸など）は、絨毛の毛細血管から門脈を通って肝臓に運ばれる。その後、肝臓の静脈から心臓を経て全身に運ばれる。一方、脂溶性の成分（中性脂肪、コレステロール、脂溶性ビタミンなど）は、細胞内でリポたんぱく質の1つであるキロミクロンとなって毛細リンパ管に入り、リンパ管を通り、心臓を経て全身に運ばれる。

3）脂質の運搬

　水に溶解しない脂質は、**リポたんぱく質**という微小粒子の形で血液中を運搬される。リポたんぱく質の内部には水に不溶な中性脂肪などが含まれ、外部は水に親和性のあるリン脂質やたんぱく質などで構成されている（図1-18）。主なものに、小腸で消化吸収された脂質などを運ぶキロミクロン、コレステロールを末梢組織へ供給する低比重リポたんぱく質（Low Density Lipoprotein：**LDL**）、末梢組織から余分なコレステロールを回収する高比重リポたんぱく質（High Density Lipoprotein：**HDL**）などがある。

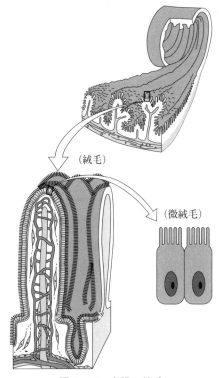

図1-17　小腸の絨毛

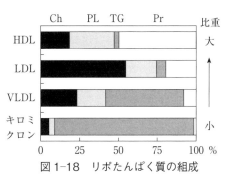

図1-18　リポたんぱく質の組成

注）　Ch：コレステロール　　　PL：リン脂質
　　　TG：トリグリセリド　　　Pr：たんぱく質
出所）中里トシ子・市川朝子編著、食生活と健康、
　　　八千代出版、2005年、p.8より引用改変

LDL：　LDL（低比重リポたんぱく質）はコレステロールを各組織へ供給する働きがあり、一般には「悪玉コレステロール」といわれる。コレステロールの過剰摂取は動脈硬化のリスクを高めるが、動脈硬化の原因とされるのは酸化変性したLDLであり、正常なLDL本来の働きによるものではない。

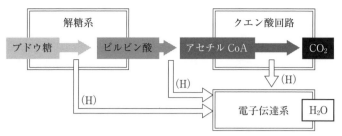

図 1-19　炭水化物代謝の概要

４）炭水化物の代謝

　吸収された単糖類はブドウ糖に変換され、血糖として各組織に運ばれる。ブドウ糖は、解糖系、クエン酸回路、電子伝達系の各代謝経路を経て最終的に二酸化炭素と水になり体外に出るが、その過程で**エネルギー**がつくり出される（図1-19）。また、炭水化物以外の成分からブドウ糖を合成する、糖新生といわれる代謝経路もある。

　(1) 解糖系　　細胞に供給されたブドウ糖は、まず解糖系といわれる代謝経路に入る。この代謝経路では酸素を必要とせずに短時間でエネルギー（ATP）の産生が可能である。酸素がない状態では乳酸が最終生成物となるが、酸素が十分にある状態では乳酸は生成されず、ピルビン酸となる。

　(2) クエン酸回路　　解糖系からのピルビン酸は次にクエン酸回路で代謝される。ピルビン酸はアセチル**CoA**（CoA：補酵素A）となってクエン酸回路に入る。この代謝経路は酸素を必要とし、最終的に二酸化炭素とエネルギー（ATP）を産生する。

　(3) 電子伝達系　　解糖系やクエン酸回路で生成した水素は電子伝達系で代謝され最終的に水となるが、その過程で生じる電気化学的エネルギーを利用し、多量のエネルギー（ATP）をつくり出す。

　(4) 糖新生　　炭水化物が摂取されず体内で利用できるブドウ糖が不足してくると、炭水化物以外の成分からブドウ糖を合成することになり、この過程を糖新生という。糖新生の材料となるのは、アミノ酸の炭素骨格、中性脂肪の構成成分であるグリセロール、解糖系で酸素がないときに生成する乳酸である。これらはクエン酸回路などを経由して解糖系の逆経路で代謝され、ブドウ糖になる。

５）グリコーゲン代謝

　グリコーゲンは血液中のブドウ糖（血糖）からつくられる貯蔵多糖で、肝臓や筋肉に多く存在する。

　肝臓のグリコーゲンには血糖値を維持する働きがある。つまり、

HDL：　HDL（高比重リポたんぱく質）は各組織から余分なコレステロールを回収し肝臓へ運ぶ働きがあり、「善玉コレステロール」といわれる。運動はHDLを増やす効果が期待される。

生体のエネルギー：　栄養素からのエネルギー産生は主にATP（アデノシン三リン酸）を合成することである。ATPが分解されリン酸基が1つ外れるとADP（アデノシン二リン酸）となるが、その際に発生する多量のエネルギーが、筋肉の収縮や代謝反応の進行などに使用される。

CoA：　補酵素A（Coenzyme A：CoA）はビタミンのパントテン酸から合成され、アシル基（R－CO－）の担体として働く。解糖系やクエン酸回路、脂肪酸の酸化など多くの代謝反応に不可欠な成分である。

食後の血糖濃度が高い場合には**インスリン**の働きによってグリコーゲンの合成を活性化させ、血糖濃度を低下させる。反対に血糖濃度が低い場合はアドレナリンなどの働きによってグリコーゲンの分解が促進され、血糖濃度を上昇させる。このような**ホルモンによる調節**によって、血液中の血糖値は空腹時で 70mg/dL 前後、食後で 120mg/dL 前後に保たれている。

筋肉のグリコーゲンには血糖調節の働きはなく、エネルギー産生のために利用される。

6）脂質の代謝

細胞に供給された中性脂肪はグリセロールと脂肪酸に分解され、それぞれエネルギー産生に利用される。脂肪酸は酸化分解（**β酸化**）を受けてアセチル CoA や水素となるが、これらは炭水化物の場合と同じようにクエン酸回路や電子伝達系で代謝されエネルギーがつくられる。グリセロールは解糖系の中間代謝化合物となり利用される。

体内で必要となる多様な脂肪酸は、食物から摂取される脂肪酸や体内で合成されるパルミチン酸などを材料として、炭素鎖の伸長と**二重結合の導入**を組み合わせることで合成される。しかし、リノール酸と α-リノレン酸は合成できないので必須脂肪酸として食物から摂取しなければならない。

7）アミノ酸の代謝

アミノ酸はアミノ基部分と炭素骨格部分が別々に代謝される。アミノ酸から切り離されたアミノ基は有毒なアンモニアとなるが、肝臓で無毒な尿素に変換された（**尿素回路**）後、尿成分として排泄される。炭素骨格部分は解糖系やクエン酸回路の中間代謝化合物となって、エネルギーの産生、糖新生、脂肪酸合成などに利用される。

●引用・参考文献
木村修一・古野純典翻訳監修、最新栄養学（第 10 版）―専門領域の最新情報、建帛社、2014 年
厚生労働省、日本人の食事摂取基準（2020 年版）策定検討会報告書 (https://www.mhlw.go.jp/stf/seisakunitsuite/bunya/kenkou_iryou/kenkou/eiyou/syokuji_kijyun.html)
厚生労働省、平成 29 年国民健康・栄養調査報告 (https://www.mhlw.go.jp/content/000451755.pdf)
坂井建雄・岡田隆夫、人体の構造と機能 [1] 解剖生理学、医学書院、2018 年
Donald Voet, Judith G. Voet 著、田宮信雄ほか訳、ヴォート生化学（第 4 版）、東京化学同人、2012 年
文部科学省　科学技術・学術審議会・資源調査分科会、日本食品標準成分表 2015 年版（七訂）
John Emsley, *The Elements*, 3rd ed., Clarendon Press, Oxford, 1998

インスリン：　インスリンは膵臓から分泌されるホルモンで、血糖を取り込みグリコーゲン合成を促進させることで血糖を低下させる作用がある。インスリンが分泌されないか、分泌されても十分に機能しない場合は高血糖の状態が続き、糖尿病を発症する。

血糖値の調節：　血糖値を上昇させる方向に作用するホルモンには、アドレナリン、グルカゴン、成長ホルモン、コルチゾールと複数のホルモンがある。一方、血糖値を低下させる方向に作用するホルモンは唯一インスリンだけであり、このホルモンが正常に機能することが重要である。

β酸化：　脂肪酸のカルボキシル基が結合した炭素を α 炭素、その次の炭素を β 炭素といい、β 位での脂肪酸の酸化分解反応を β 酸化という。1 回の反応で、2 炭素分に相当するアセチル CoA や水素が生成する。炭素が 2 個少なくなった脂肪酸部分に対して順次同じ反応が繰り返され、完全に分解される。

二重結合の導入：　不飽和脂肪酸の二重結合は n-3、n-6、n-9、……の位置にあるが、動物が二重結合を導入（不飽和化）できるのは n-9 からカルボキシル基側であり、n-3 と n-6 には不飽和化できない。これは、この位置の不飽和化酵素がないためであり、n-3 系の α-リノレン酸と n-6 系のリノール酸が必須脂肪酸となる。

尿素回路：　肝臓の尿素回路はアンモニアを無毒化し尿素をつくるが、尿素に含まれる 2 つの窒素はアンモニアの窒素とアスパラギン酸の窒素に由来する。つまり、尿素回路は 1 回の代謝回転でアミノ酸 2 つ分のアミノ基を処理していることになる。

第2章　健やかな食生活を営む ための基礎知識

第1節　食事摂取基準

　日本人の食事摂取基準は、健康な個人並びに健康な者を中心として構成されている集団を対象として、健康の維持・増進、**生活習慣病**の発症と重症化予防を目的とし、高齢者や低栄養や**フレイル**予防も視野に入れてエネルギーおよび栄養素の摂取量の基準を示すものである（資料編：図1）。日本人の食事摂取基準の策定における基本的な考え方は、以下のとおりである。

　① エネルギーや栄養素の必要量、あるいは望ましい摂取量を実測することはできない。そのため、日本だけでなく、海外も含めた食事や栄養、健康に関するさまざまな研究成果を収集し、専門家が評価を行った科学的根拠に基づくことを基本にして策定している。

　② エネルギーや栄養素の必要量、あるいは望ましい摂取量は、個人によって異なり、さらに、個人内でも変動する。そのため、確率論的な考え方を取り入れて策定している。

　③ エネルギーや栄養素の摂取量に起因する健康障害は、摂取不足によるものだけではなく、摂取過剰によるものも存在する。一方、栄養素摂取量の多少が生活習慣病の予防に関与する場合もある。したがって、これらに対応する基準として策定している。

　④ 日々進歩する研究成果を取り入れるため、食事摂取基準に関する検討が繰り返されており、2020年版は、2020年度から2024年度までの5年間を使用期間としている。

　食事摂取基準は、各種の栄養関連業務で活用することも念頭においたうえで、基礎理論を「策定の基礎理論」と「活用の基礎理論」に分けて記述するとともに、特別の配慮が必要と考えられた**ライフステージ**である「乳児・小児」「妊婦・授乳婦」「高齢者」についての基本的な考え方も記載されている。

1）エネルギー

　成人の場合、必要なエネルギー量より摂取量が低いと体重の減少ややせ、たんぱく質・エネルギー栄養失調症をもたらす一方、摂取量が高いと体重の増加や肥満を招く。エネルギー摂取量とエネルギ

生活習慣病：　食習慣、運動習慣、休養、喫煙、飲酒等の生活習慣が、その発症・進行に関与する症候群。日本では、生活習慣病として、がん、循環器疾患（高血圧症、脳梗塞、心筋梗塞、脳卒中、動脈瘤など）、糖尿病、慢性閉塞性肺疾患とその合併症の発症や重症化に対してとくに重点的に対策が推進されている。

フレイル：　加齢とともに心身の活力（運動機能や認知機能等）が低下し、複数の慢性疾患の併存などの影響もあり、生活機能が障害され、心身の脆弱性が出現した状態であるが、一方で適切な介入・支援により、生活機能の維持向上が可能な状態像を指す（厚生労働科学研究費補助金長寿科学総合研究事業総括研究報告書「後期高齢者の保健事業のあり方に関する研究」）。

ライフステージ：　人間の一生におけるそれぞれの段階。栄養学においては、乳児期、幼児期、学童期、思春期、成人期、妊娠・授乳期、高齢期などの段階になる。

ー消費量のバランス（エネルギー収支バランス）の維持を示す指標として、目標とする**BMI**（Body Mass Index）の範囲が示されている。これは、成人における観察*疫学研究*において報告された総死亡率が最も低かった範囲や日本人の実態などを総合的に検証して求めたものである。エネルギー必要量には無視できない個人間差が要因として多数存在するために、性・年齢・身体活動レベル別に単一の値を示すことは困難である。参考資料としてエネルギー必要量の基本的事項や測定方法、推定方法と併せて「推定エネルギー必要量」が参考表として示されている（資料編：図4、表4）。

エネルギー消費量には、基礎代謝量および身体活動によるエネルギー消費量が大きく影響する。基礎代謝量とは、人が目覚めている状態での生命維持のために必要な最低限のエネルギー消費量のことである。早朝空腹時に快適な室温（通常20〜25℃）の室内において安静仰臥位（あお向けに寝ている状態）・覚醒状態で測定される。一方、日常生活の平均的な身体活動の強度には個人差があるため、日常生活の内容や職種の違いによって「I（低い）」「II（ふつう）」「III（高い）」の3段階のレベルに分類されている（資料編：表5・6）。

乳児および小児は成長期にあるため、身体活動に必要なエネルギーに加えて、組織合成に要するエネルギーと組織増加分のエネルギーを余分に摂取する必要がある。食事摂取基準ではこれを踏まえたうえで推定エネルギー必要量を示している。また、妊婦に対しては、妊娠中に適切な栄養状態を維持し、正常な分娩をするために、妊娠前に比べて余分に摂取すべきと考えられるエネルギー量を妊娠期別に付加量として、授乳婦に対しては、正常な妊娠・分娩を経た授乳婦が、授乳期間中に妊娠前と比べて余分に摂取すべきと考えられるエネルギーを授乳期のエネルギー付加量としてそれぞれ示している。

2）栄 養 素

摂取基準が示されている栄養素は34種類である（資料編：表1）。これらは、人間の生存、健康の維持・増進に不可欠であることが明らかであり、そのための摂取量が定量的に明らかになっており、それが科学的に十分信頼できるものとして世界的に合意が得られていると判断されたか、あるいは、日本人において予防対策が重要とされる生活習慣病に深く関わっていることが科学的に明らかにされているものである。

各栄養素の摂取不足の有無やその程度を判断する指標として、「推定平均必要量」とそれを補助する「推奨量」が示されている

BMI（Body Mass Index）：　体重と身長から計算する体格指数。BMI＝体重（kg）／身長（m）²。日本肥満学会は、2000年、BMIが18.5未満を低体重（やせ）、BMIが25以上を肥満とする判定基準を発表した。肥満の判定基準は国によって異なる。

疫学研究：　国際疫学会によると、疫学とは、「特定の集団における健康に関連する状況あるいは事象の、分布あるいは規定因子に関する研究。また、健康問題を制御するために疫学を応用すること」と定義されている。疫学的研究とは、個人ではなく、人間の集団を対象にして病気の原因や動態を研究すること。

（資料編：図3）。「推定平均必要量」とは、50％の人が必要量を満たすと推定される摂取量であり、ほとんど（97〜98％）の人が充足している量が「推奨量」である。十分な科学的根拠が得られず、推定平均必要量と推奨量が設定できない栄養素の場合には、ある一定の栄養状態を維持するのに十分な量として「目安量」が示されている。目安量は、健康な多数の人を対象にして観察した疫学研究において得られた、不足状態を示す人がほとんど観察されない量から算出されている。また、過剰摂取による健康障害を未然に防ぐことを目的として、「耐容上限量」が示されている栄養素もある（資料編：表1）。耐容上限量を超えて摂取すると、潜在的な健康障害のリスクが高まると考えられている。一方、生活習慣病を予防する目的で食事摂取基準を設定する必要のある栄養素のなかで、そのための研究が十分でないものについては、生活習慣病の**一次予防**のために現在の日本人が当面の目標とすべき摂取量として「目標量」が示されている。具体的には、望ましいと考えられる摂取量よりも現在の日本人の摂取量が少ない食物繊維とカリウム、望ましいと考えられる摂取量よりも現在の日本人の摂取量が多い飽和脂肪酸とナトリウム（食塩相当量）と、生活習慣病の発症予防を目的とした複合的な指標としてエネルギー産生栄養素バランス（たんぱく質、脂質、炭水化物〔アルコール含む〕が総エネルギー摂取量に占めるべき割合）の目標量が示されている。なお、生活習慣病の重症化予防およびフレイル予防を目的とした量を設定できるものは、目標量とは区別してその量が示されている。

<aside>
一次予防：　生活習慣を改善して健康を増進し、生活習慣病の発症を予防すること。発症した疾病や障害を検診などで早期に発見し、早期に治療や保健指導をすることで疾病や障害の重症化を予防することを二次予防という。また、治療過程で保健指導やリハビリテーションなどを行って社会復帰を支援し、再発を予防することを三次予防という。
</aside>

第2節　健康づくり

1）健康の増進の推進

　私たちは誰でも健康に生きたいと願っている。では、健康の定義とはどのようなものであろうか。**世界保健機関（WHO）**のWHO憲章に「健康とは、完全な肉体的、精神的及び社会的福祉の状態であり、単に疾病又は病弱の存在しないことではない。到達しうる最高基準の健康を享有することは、人種、宗教、政治的信念又は経済的若しくは社会的条件の差別なしに万人の有する基本的権利の一つである」とある。日本国憲法でも25条に「すべて国民は、健康で文化的な最低限度の生活を営む権利を有する。国は、すべての生活部面について、社会福祉、社会保障及び公衆衛生の向上及び増進に努めなければならない」とある。このように、健康とは、人が生きて

<aside>
世界保健機関（WHO）：　国際連合の専門機関で、1946年に開催された国際保健会議で採択されたWHO憲章に基づき設立された。健康を基本的人権の1つとしてとらえ、すべての人々が可能な最高の健康水準に到達することを目的としている。日本は、1951年に加盟が承認された。
</aside>

いくうえで、心身面だけでなく、社会的側面からも最高の状態であることであり、健康でいることはすべての人がもつ基本的な権利である。そして、日本では、健康の増進は、国が推進するべきものとされている。

　厚生労働省は、2003 年、国民の健康の増進の総合的な推進を図るための基本方針を定め、それに基づいた具体的な計画「21 世紀における国民健康づくり運動（健康日本 21）」を定めた。この計画は、2012 年度末で終了し、2013 年度からは見直された基本方針に基づ

表 2-1　食生活指針

○食事を楽しみましょう。
　・毎日の食事で、健康寿命をのばしましょう。
　・おいしい食事を、味わいながらゆっくりよく噛んで食べましょう。
　・家族の団らんや人との交流を大切に、また、食事づくりに参加しましょう。
○1 日の食事のリズムから、健やかな生活リズムを。
　・朝食で、いきいきした 1 日を始めましょう。
　・夜食や間食はとりすぎないようにしましょう。
　・飲酒はほどほどにしましょう。
○適正な運動とバランスのよい食事で、適正体重の維持を。
　・普段から体重を量り、食事量に気をつけましょう。
　・普段から意識して身体を動かすようにしましょう。
　・無理な減量はやめましょう。
　・特に若年女性のやせ、高齢者の低体重にも気をつけましょう。
○主食、主菜、副菜を基本に、食事のバランスを。
　・多様な食品を組み合わせましょう。
　・調理方法が偏らないようにしましょう。
　・手作りと外食や加工食品・調理食品を上手に組み合わせましょう。
○ごはんなどの穀類をしっかりと。
　・穀類を毎食とって、糖質からのエネルギー摂取を適正に保ちましょう。
　・日本の気候・風土に適している米などの穀類を利用しましょう。
○野菜・果物、牛乳・乳製品、豆類、魚なども組み合わせて。
　・たっぷり野菜と毎日の果物で、ビタミン、ミネラル、食物繊維をとりましょう。
　・牛乳・乳製品、緑黄色野菜、豆類、小魚などで、カルシウムを十分にとりましょう。
○食塩は控えめに。脂肪は質と量を考えて。
　・食塩の多い食品や料理を控えめにしましょう。食塩摂取量の目安値は、男性で 1 日 8g 未満、女性で 7g 未満とされています。
　・動物、植物、魚由来の脂肪をバランスよくとりましょう。
　・栄養成分表示を見て、食品や外食を選ぶ習慣を身につけましょう。
○日本の食文化や地域の産物を活かし、郷土の味の継承を。
　・「和食」をはじめとした日本の食文化を大切にして、日々の食生活に活かしましょう。
　・地域の産物や旬の素材を使うとともに、行事食を取り入れながら、自然の恵みや四季の変化を楽しみましょう。
　・食材に関する知識や料理技術を身につけましょう。
　・地域や家庭で受け継がれてきた料理や作法を伝えていきましょう。
○食料資源を大切に、無駄や廃棄の少ない食生活を。
　・まだ食べられるのに廃棄されている食品ロスを減らしましょう。
　・調理や保存を上手にして、食べ残しのない適量を心がけましょう。
　・賞味期限や消費期限を考えて利用しましょう。
○「食」に関する理解を深め、食生活を見直してみましょう。
　・子どものころから、食生活を大切にしましょう。
　・家庭や学校、地域で、食品の安全性を含めた「食」に関する知識や理解を深め、望ましい習慣を身につけましょう。
　・家族や仲間と、食生活を考えたり、話し合ったりしてみましょう。
　・自分たちの健康目標をつくり、よりよい食生活を目指しましょう。

く「健康日本21（第2次）」が適用されている。

健康日本21（第2次）では、国民の健康の増進の推進に関する基本方針として、**健康寿命**の延伸と健康格差の縮小、生活習慣病の発症予防と重症化予防の徹底、社会生活を営むために必要な機能の維持および向上、健康を支え、守るための社会環境の整備、栄養・食生活、身体活動・運動、休養、飲酒、喫煙および歯・口腔の健康に関する生活習慣および社会環境の改善があげられている。健康日本21の達成に向けて、私たちにわかりやすい指針を示したものが**食生活指針**である（表2-1）。

2）健康への影響要因

健康日本21（第2次）の基本的な方針で示された項目は、健康に及ぼす影響が明らかな要因である。日本では、1945年から（全国調査は1948年から）、国民健康・栄養調査（2002年までは国民栄養調査）が毎年、実施されている。国民の身体の状況、栄養素等摂取量および生活習慣の状況を明らかにし、国民の健康の増進の総合的な推進を図るための基礎資料を得ることを目的としている。この調査の結果は、健康に及ぼすさまざまな要因を検討する貴重なデータである。

（1）**栄養・食生活**　　人は、生きるために必要な栄養素を食物から摂取しなければならない。食物からの栄養素の摂取状況によって、私たちの健康が増進する場合もあれば、健康阻害につながる場合もある。

現在の日本人の栄養素の摂取で問題になるのは、野菜（図2-1）とカルシウム（図2-2）の摂取不足と食塩の過剰摂取（図2-3）であり、ほかに脂質エネルギー比率（表2-2）についても注意が必要である。また、米の摂取量が減少し、動物性食品の摂取が増大したことで、**食料自給率**が約40％に低下している（図2-4）ことも問題となっている。日本の気候風土に適した米を主食にし、動物性食品と植物性食品を組み合わせた多様な主菜と副菜をとりあわせた日本型食生活の実践が見直されている。日本型食生活は、さまざまな生活習慣病予防につながる可能性があるとともに、日本各地で生産される多彩な食品を盛り込むことで食料自給率の向上や各

> **健康寿命**：　健康上の問題で日常生活が制限されることなく生活できる期間のこと。厚生労働省の発表では、2019年の日本人の健康寿命は、男性72.14年、女性74.79年である。

> **食生活指針**：　2000年3月に厚生省（現在の厚生労働省）、農林水産省、文部省（現在の文部科学省）が共同で策定した。食生活指針は10項目からなるが、項目ごとにその実践のために取り組むべき具体的内容が定められ、示されている。2016年6月に一部改正された。

> **食料自給率**：　国内の食料消費が国内の農業生産でどの程度賄えているかを示す指標。日本では、日本食品標準成分表に基づき、重量を供給熱量に換算したうえで算出したカロリーベースの総合食料自給率を用いることが多い。

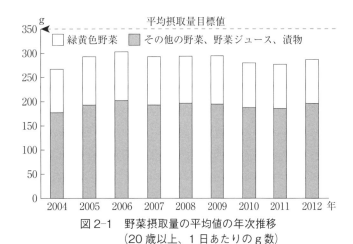

図2-1　野菜摂取量の平均値の年次推移
（20歳以上、1日あたりのg数）

参考）健康日本21（第2次）の目標値：
　　　1日あたりの平均摂取量350g以上
出所）国民健康・栄養調査結果より作成

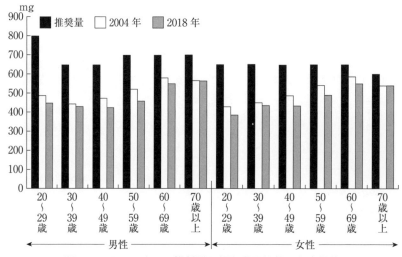

図2-2　カルシウムの推奨量と摂取量平均値の年次推移
（20歳以上、1日あたりのmg数）

出所）国民健康・栄養調査結果より作成

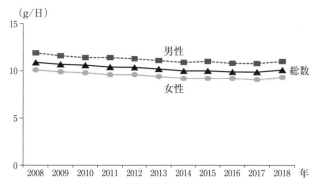

図2-3　食塩摂取量の平均値の年次推移
（20歳以上、1日あたりのg数）

参考）日本人の食事摂取基準（2020年度版）における目標量：
　　　男性7.5g未満、女性6.5g未満
出所）国民健康・栄養調査結果より作成

表2-2　脂質エネルギー比率の状況
（20歳以上）

	男性	女性
20−29歳	30.0	30.8
30−39歳	28.0	30.4
40−49歳	28.6	30.2
50−59歳	28.2	29.9
60−69歳	27.0	28.6
70歳以上	25.3	26.5

参考）日本人の食事摂取基
　　　準（2020年度版）に
　　　おける目標量：20〜
　　　30%
出所）平成30年国民健康・
　　　栄養調査

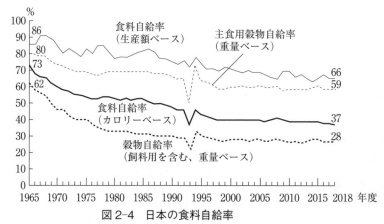

図2-4　日本の食料自給率

出所）農林水産省発表

表2-3 朝食の欠食率の年次推移（1歳以上）

		2009	2010	2011	2012	2013	2014	2015	2016	2017
男性	1～ 6歳	5.8	6.8	9.0	6.5	6.1	4.4	4.4	7.7	7.6
	7～14歳	6.0	5.8	5.9	3.6	5.4	6.6	6.0	5.4	3.7
	15～19歳	16.2	12.9	8.7	12.3	15.4	16.2	12.7	17.0	14.9
	20～29歳	30.9	32.3	34.1	29.5	30.0	37.0	24.0	37.4	30.6
	30～39歳	28.0	29.3	31.5	25.8	26.4	29.3	25.6	26.5	23.3
	40～49歳	21.8	21.1	23.5	19.6	21.1	21.9	23.8	25.6	25.8
	50～59歳	13.8	13.7	15.0	13.1	17.8	13.4	16.4	18.0	19.4
	60～69歳	8.8	8.2	6.3	7.9	6.6	8.5	8.0	6.7	7.6
	70歳以上	4.6	4.3	3.7	3.9	4.1	3.2	4.2	3.3	3.4
女性	1～ 6歳	4.6	4.4	5.3	4.6	10.2	4.9	5.8	9.4	5.1
	7～14歳	5.4	5.5	5.4	4.5	7.1	6.3	2.5	7.0	6.9
	15～19歳	11.4	12.5	13.3	10.7	16.0	11.5	15.4	11.8	11.3
	20～29歳	26.0	26.9	28.8	22.1	25.4	23.5	25.3	23.1	23.6
	30～39歳	18.3	17.1	18.1	14.8	13.6	18.3	14.4	19.5	15.1
	40～49歳	14.0	14.4	16.0	12.1	12.2	13.5	13.7	14.9	15.3
	50～59歳	11.5	10.7	11.7	9.2	13.8	10.7	11.8	11.8	11.4
	60～69歳	7.1	6.7	7.6	6.5	5.2	7.4	6.7	6.3	8.1
	70歳以上	4.9	4.4	3.8	3.6	3.8	4.4	3.8	4.1	3.7

出所）国民健康・栄養調査結果より作成

表2-4 朝食を子どもだけで食べる比率の年次推移

	1988年	1993年	2005年
小学校1～3年生	26.8	27.4	40.9
小学校4～6年生	29.0	32.5	40.3
中学生	37.1	42.1	42.8

出所）平成17年国民健康・栄養調査

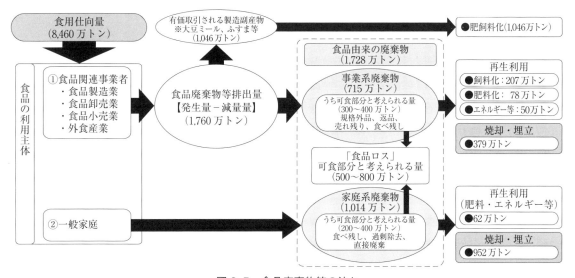

図2-5 食品廃棄物等の流れ

注）再生利用及び焼却・埋立の内訳は、ラウンドの関係により一致しない。
出所）農林水産省「食品ロスの削減に向けて」平成26年8月より作成

地で古くから育まれてきた先人の知恵のつまった食文化の活用と継承になることが期待されている。

一方、食生活における問題点として、朝食欠食率の増加（表2-3）、食卓を中心とした家族だんらんの喪失（表2-4）、**食品ロス**の増加

（図2-5）などがあげられる。朝食の欠食は、栄養摂取面からの問題も大きいが、生活リズムの乱れとの関係も深い。さらに、一人で食べる「孤食」、子どもたちだけで食べる「子食」、家族がそろっていてもそれぞれが別のものを食べる「個食」、気にいればずっと同じものばかりを食べる「固食」、粉を使った料理を好んで食べる「粉食」、味の濃い食品を好んで食べる「濃食」、食べる量の少ない「小食」など、さまざまな問題のある「こしょく」が増加し、それらがもたらす心身への影響が危惧される。また、多くの種類の**栄養補助食品**や**サプリメント**が容易に手に入るようになってきたが、これらの食品はあくまで補助的な食品ととらえるべきである。まずは、1日3食の食生活を心掛けるべきである。

（2）肥満とやせ　　肥満とは、医学的には脂肪が一定以上多くなった状態のことをいう。成人の場合、判定にはBMIが使われる（図2-6・2-7）。2000年に日本肥満学会は、BMIが25以上を肥満と判定すると定めた。この判断数値は、肥満に強く関連するとされる**循環器**疾患である高血圧や脂質異常症、糖尿病に罹患する確率を考えて設定されている。また、脂肪のなかでも内臓に蓄積された脂肪（内臓脂肪）が多くなると高血圧症や脂質異常症、糖尿病、動脈硬化症などのリスクが高まることが明らかになっている。内臓脂肪は、腹囲（へその高さで測るウエスト周囲径）と比例することから、腹囲を測定することで内臓脂肪型肥満かどうか（男性85cm以上、女性90cm以上）の判定も行われている。内臓脂肪型肥満に高血圧症、脂質異常症、高血糖のうち2つ以上を合併した状態をメタボリックシンドローム（内臓脂肪症候群）といい、心臓病や脳卒中などの命に関わる

> **食品ロス：**　本来食べられるにもかかわらず捨てられている食品。日本では、年間1728万トンの食品廃棄物が排出されており、そのなかの約500～800万トンが食品ロスと推計されている。

> **栄養補助食品・サプリメント：**　ビタミン、ミネラルなどを抽出し、カプセルなどの形状にしたもので、日本では法令等による明確な定義は存在しない。国が定めた安全性や有効性に関する基準等を満たした保健機能食品制度があり、厚生労働省では、それに該当しない栄養機能食品や健康食品の適切な摂取方法等についての注意喚起を行っている。

> **循環器：**　全身に血液やリンパ液を流す器官のことで、心臓、血管、リンパ管などをさす。循環器疾患とは、これらの器官に起こる疾患で、高血圧症、脂質異常症、脳卒中、心筋梗塞などが代表的なものである。

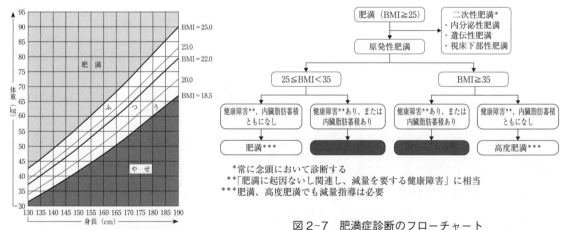

図2-6　BMIによる体重の判定グラフ

図2-7　肥満症診断のフローチャート
出所）肥満症診断ガイドライン2016より

病気の危険性が高まるとして、とくに注意を呼び掛けている。実際、厚生労働省作業関連疾患総合対策研究班調査により、心疾患の発症危険度が、肥満、高血糖、高血圧、高脂血症のうち１つを保有する人は、保有しない人の5.1倍、２つを保有する人は5.8倍、３〜４つを保有する人は35.8倍であったと報告されている。

　一方、子どもの場合には、乳幼児では**カウプ指数**、小学生では**ローレル指数**（Rohrer index ＝体格充実指数）を用いたりしてきたが、最近は、**標準体重に対してどのくらい体重が多いか**により判断することが多くなっている。

　肥満は多くの生活習慣病の原因になりやすいことが明らかになっている。動脈硬化症や高血圧症、脂質異常症は死因第２位の脳卒中（脳梗塞や脳出血）、第３位の心臓病（心筋梗塞や狭心症）の大きな危険因子であり、糖尿病、高尿酸血症、痛風、脂肪肝、膵炎などとも関わりが深い。さらに腰痛、関節痛や睡眠時無呼吸症候群の原因となることも多い。

　肥満は、男性や子どもにおいて増加傾向がみられる（図2-8）。肥満の原因は、多くの場合、摂取エネルギーが多い（食べすぎ）か、消費エネルギーが少ない（運動不足等）か、その両方である。一方、女性の場合には、20〜40歳代における低体重（やせ）が増加傾向にあり、問題になっている。自分の体型に対する自己評価は、男性では適正に評価している者が多いが、女性では客観的評価に比べて太

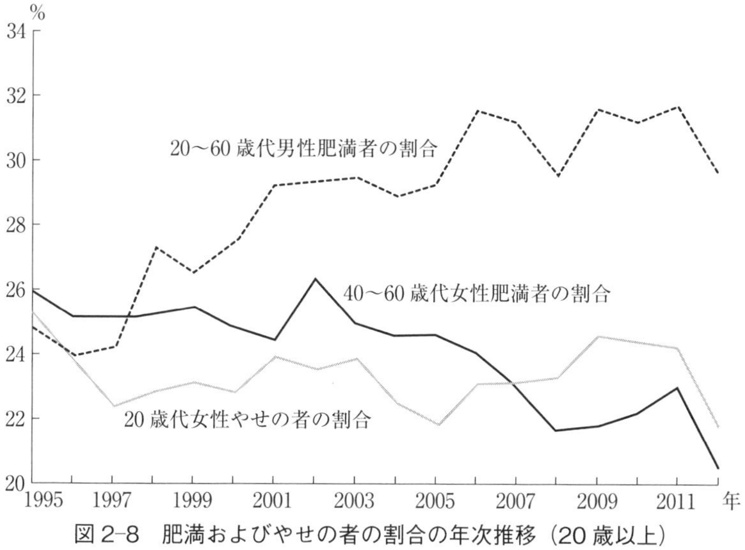

カウプ指数：　体重(g)÷身長(cm)²×10で求められる指数で、大人の肥満判定に用いられるBMIと同じである。乳児期では16〜18がふつう、18以上を太りぎみ、20以上を太りすぎ、16以下をやせぎみ、14.5以下をやせすぎと判定している。成長とともに体型が変化するので、判定値は変わり小さくなる。

ローレル指数：　主に学童期の子どもの肥満の判定に用いられていたが、最近は、標準体重に対してどのくらい体重が多いかにより判断することが多い。ローレル指数＝体重(kg)／身長(cm)³×10⁷。

子どもの肥満の判定（標準体重に対してどのくらい体重が多いか）：
平成17年国民健康・栄養調査では、6〜14歳における肥満度を実測体重と日比式から求められる標準体重とを比較することで判定している。

肥満度(%)＝（実測体重(kg) − 標準体重(kg)）÷標準体重(kg)×100

標準体重(kg)＝係数1×身長(cm)³＋係数2×身長(cm)²＋係数3×身長(cm)＋係数4

男子　係数1＝0.0000641424、係数2＝−0.0182083、係数3＝2.01339、係数4＝−67.9488

女子　係数1＝0.0000312278、係数2＝−0.00517476、係数3＝0.34215、係数4＝−1.66406

図2-8　肥満およびやせの者の割合の年次推移（20歳以上）

出所）国民健康・栄養調査結果より作成（移動平均により平滑化した結果から作成。ただし、2012年は単年の結果。）

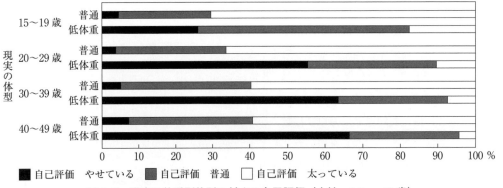

図2-9　現実の体系別体型に対する自己評価（女性、15〜49歳）

出所）平成14年国民栄養調査結果より作成

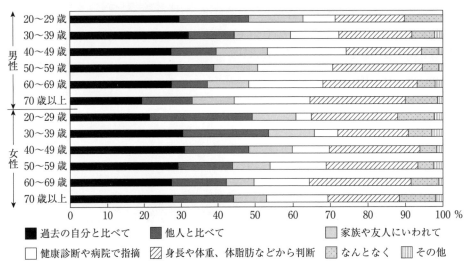

図2-10　「太っている」「少し太っている」と思う理由

出所）平成20年国民健康・栄養調査より作成

っていると評価する者が多く（図2-9）、その割合は増加傾向にある。さらに、自分が「太っている」、あるいは「少し太っている」と評価した人の理由は、「他人と比べて」や「過去の自分と比べて」が多く、客観的指標である「身長や体重、体脂肪などから判断」と回答するものは若年層ほど少ない（図2-10）。さらに、体重を減らそうとしているものは男女ともに40％以上おり、とくに若年女性ではやせと判断される人の約40％が体重を減らそうとしているという調査結果もある。過度の減量行為は、栄養素の欠乏や月経不順、**摂食障害**の原因になることが指摘されている。また、中高年層を対象とした追跡研究では、「ふつう」体型群に比べて「やせ」体型群の死亡率が高いという結果も報告されている。さらに、妊娠・出産への悪影響も懸念される。

> **摂食障害：**　体重に対する過度のこだわりがあり、自己評価において体重や体型の過剰な影響が存在するといった心理的要因に基づく食行動の障害。身体的要因と精神的要因が相互に密接に関連して形成された食行動の異常。

豊富な食品がいつでも手に入る一方、機械化・省力化が進み運動量が低下している現在は、一人ひとりが個別に食事をとる機会が増えており、自分の適性体重を知って食生活に配慮する食管理能力が各人に求められる。

（3）**身体活動と運動**　身体活動や運動は、虚血性心疾患、高血圧症、糖尿病、肥満、骨粗鬆症、結腸がんなどの罹患率や死亡率を低下させ、心の健康や社会生活機能の維持・向上および生活の質の改善に効果をもたらす。また、高齢者の歩行などの身体活動が寝たきりや死亡を減少させる効果があることも認められている。国民健康・栄養調査の結果からは、運動習慣のある者の割合は、若干の増加傾向にはあるが、男女ともに約3割にとどまっている（図2-11）。

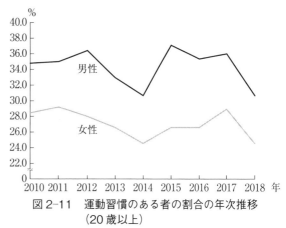

図2-11　運動習慣のある者の割合の年次推移（20歳以上）

注）運動習慣のある者：1回30分以上の運動を週2日以上実施し、1年以上継続している者
参考）健康日本21（第2次）の目標値：20歳〜64歳男性36%、女性33.3%、65歳以上男性58%、女性48%
出所）国民健康・栄養調査より作成

日常生活における機械化や省力化による運動量の低下が進む現在、各人の身体活動や運動に対する意識や態度を向上させることが必要である。

健康日本21（第2次）では、日常生活における歩数の増加、運動習慣者の割合の増加、住民が運動しやすい街づくり・環境整備に取り組む自治体数の増加が目標として掲げられている。

（4）**その他**　健康日本21（第2次）で取り上げられている健康との関わりが深く、私たちがその改善について考えなければならないことには、上述した項目のほかに、休養、飲酒、喫煙および歯・口腔の健康がある。

休養に関しては、日常的に質・量ともに十分な睡眠をとり、過労働を減らし、余暇などで心身を養うことが勧められている。飲酒は、さまざまな身体疾患等の健康障害のリスク要因になるだけでなく、未成年者の飲酒や飲酒運転事故などの社会的な問題の要因にもなる。飲酒に関する正しい知識の普及と啓発が必要である。喫煙は、さまざまな病気の危険因子であり、その**受動喫煙**も問題になっており、**低出生体重児**の増加の要因の1つともされている。歯・口腔の健康は、摂食と**構音**を良好に保つために重要であり、生活の質の向上にも大きく寄与する。

受動喫煙：　他人のたばこの煙を吸わされること。受動喫煙による健康への影響として、流涙、頭痛、肺がんや虚血性心疾患等による死亡率の上昇、非喫煙妊婦からの低出生体重児の出産発生率の上昇などが報告されている。また、小児における喘息や気管支炎などの呼吸器疾患との関係や、乳幼児突然死症候群との関係も報告されている。

低出生体重児：　出生時に体重が2500g未満の新生児のこと。大きく分けて、早産のために起こる場合と子宮内での胎児の体重増加が悪いために起こる場合とがある。後者の場合、胎児の異常による場合や胎盤等の異常による場合のほかに、妊婦の極端なやせや喫煙、飲酒が原因で起こる場合がある。

構音：　言葉を発音すること。調音ともいう。構音障害とは、発音が正しくできない症状をいう。

第3節　献立作成

　健康な生活の基礎となる健全な食生活を営むための食事内容と献立、すなわち「何を」「どれだけ」「どのように」食べたらよいのかを示すものとして、食生活指針（表2-1）や食事バランスガイド（図2-14）が示されている。献立には、健康的要素、嗜好的要素、文化的要素、環境的要素が含まれる。

　健康的要素を考えたとき、バランスのよい栄養素の摂取が必要となるが、必要な栄養素をすべてバランスよく含んでいる食品は存在しない。そのためにさまざまな食品をバランスよく組み合わせて献立を作成する必要がある。食品に含まれる栄養素の特徴から分類す

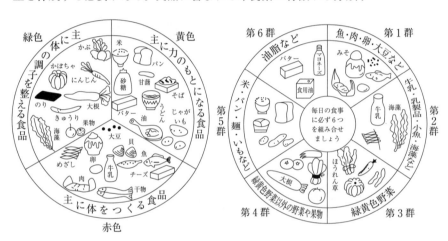

(a) 3群法による分類　　　　　　　(b) 6群法による分類

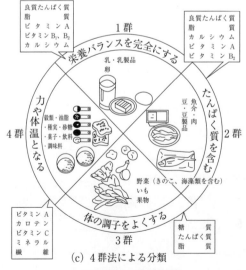

(c) 4群法による分類

図2-12　食品分類

出所）香川芳子監修、食品成分表2012、女子栄養大学出版部、2012年、p.75より引用改変

る方法はこれまでにいくつか考案され、示されてきている（図2-12）。そのなかでももっともシンプルな分類方法は、3群法による分類（3色食品群）である。3群法による分類は、食品を栄養素の体内での主な3つの働きによって分類するものである。すなわち、たんぱく質を比較的多く含む食品を主に体をつくる赤色の食品とし、ビタミンを比較的多く含む食品を主に体の調子を整える緑色の食品とし、糖質や脂質を比較的多く含む食品を主に力のもと（エネルギー）になる黄色の食品として分類する方法である。それぞれの食品群に含まれる食品が分類される色を連想しやすいものが多く（赤の食品には肉、緑の食品には野菜、黄色の食品には米や油など）、簡単でわかりやすいために幼稚園や小学校低学年での食育でも用いることができる。小学校や中学校の家庭科での教育で用いられているのは、3群法による分類を基本とした6群法による分類（6つの基礎食品群）である。体のもとになる食品のなかでたんぱく質を多く含む食品を第1群（魚、肉、卵、大豆など）、カルシウムを多く含む食品を第2群（牛乳・乳製品・小魚・海藻など）とし、体の調子を整える食品のなかでビタミンAを多く含む食品を第3群（緑黄色野菜）、ビタミンCを多く含む食品を第4群（緑黄色野菜以外の野菜や果物）とし、力のもとになる食品のうち糖質を多く含む食品を第5群（米・パン・麺・いもなど）、脂質を多く含む食品を第6群（油脂など）と分類する。この分類は、厚生省（現在の厚生労働省）保健医療局が作成したもので、

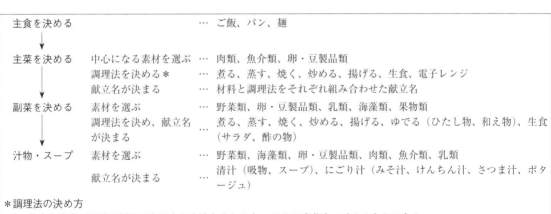

図2-13　献立のつくり方と調理例

出所）飯塚美和子・桜井幸子・瀬尾弘子・曽根眞理枝、最新子どもの食と栄養、学建書院、2011年、p.55より引用改変

保健所でも使われており、もっともよく知られている。6群法による分類をさらに細かく10群に分ける方法もある。

　その他にも、香川綾が提唱した4群法による分類（4群点数法）もある。これは、日本人の食事に不足しがちな栄養素を含み、栄養バランスを完全にする食品群を1群（乳・乳製品・卵）とし、良質のたんぱく質を含む食品群を2群（魚介・肉・豆・豆製品）、体の調子をよくする食品群を3群（野菜〔きのこ、海藻類を含む〕・いも・果物）、力や体温となる食品群を4群（穀類・油脂・種実・砂糖・菓子・飲料・調味料）と分類する。この分類に1点（1単位）を80kcalとして計算する方法を組み合わせて食事療法の現場で使われることが多い。

　以上のような分類方法を参考に、栄養素をバランスよく摂取するための食品選択を考えることが、献立作成において健康的要素を満たすためには必要である。さらに、最近では、**食品の機能性**に関わる研究が進んでおり、食品の機能性を考慮することも今後は進むと考えられる。

　日々の食事においては、献立の健康的要素だけでなく、嗜好的要素も考える必要がある。人は、五感を通して料理の味、香り、食感や温度、外観、音を感じる一方、これまでの食体験や食習慣、現在の心身の状態、環境などによっても嗜好は影響される。さまざまな要因が総合されておいしいと感じており、総合的な満足感を与える献立を考えることが重要である。

> **食品の機能性：**　食品には3つの機能があると考えられている。第1の機能は、栄養素を含むことである。第2の機能は、嗜好性があることであり、食べておいしいと感じる感覚に訴える機能である。第3の機能は、さまざまな生体調節機能であり、人の健康の維持や増進に寄与する機能である。第3の機能である生体調節機能を食品の機能性という。日本では、食品の機能性を表示して販売することが認められた食品を特定保健用食品として位置づけている。

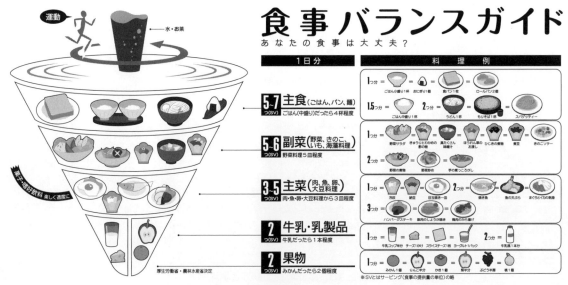

図2-14　食事バランスガイド

さらに、それぞれの人は集団のなかで生きるうえで後天的に習得した文化をもっており、献立を作成するにあたっては、文化的な要素も重要なものになる。また、献立作成にあたっては、食材料の調達に関わり、価格や流通機構を考慮し、排水やごみ、食品ロス等の環境的要素についても考えることが必要である（図2-13）。

　このように献立の作成にあたってはさまざまな側面から検討する必要がある。現在の日本人に対して具体的な献立作成の方法を示したものが食事バランスガイド（図2-14）である。現在の日本人にとっての望ましい食生活とはどのようなものかを示した食生活指針を具体的な行動に結びつけるために日本型食生活を基本として、「何を」「どれだけ」食べたらよいか、食事の望ましい組み合わせやおおよその量をコマで示している。料理を主食、副菜、主菜、牛乳・乳製品、果物のグループに分け、各グループの料理一皿をいくつ（SV：サービング〔食事の提供量〕の略）という単位で数える。このような献立作成のためのガイドは、海外でも国ごとに特徴のあるものがフードガイドとして作成されているが、日本の食事バランスガイドは、料理によって望ましい食事の組み合わせと量を示しているところに特徴がある。

第4節　食品の表示とその購入

1）食品表示の必要性

　食品の加工技術が発達し、加工食品に使用されている材料や添加物も多様化している。消費者は安全性や健康の維持・増進を考慮し、自ら食品を選択していかなくてはならない。その指標の1つとなるのが食品表示である。食品表示には食品衛生法、JAS法、健康増

表2-5　食品に表示されるマークの例

	JASマーク 日本農林規格に適合していると判定された食品につけられる 【対象品目】飲料、食品、農林・畜・水産物とその加工品		特定保健用食品マーク 保健の用途、効果を表示することを許可された食品につけられる 【対象品目】飲料、食用油など
	特定JASマーク 特別な生産や製造方法についてのJAS規格を満たす食品や、標準的な製品に比べ品質等に特色があることを内容としたJAS規格を満たす食品につけられる 【対象品目】熟成ベーコン類、手延べ干しめん、地鶏肉など		特別用途食品マーク 乳児の発育や、病者、妊産婦、授乳婦、嚥下困難者など特別な状態の人が利用できるものにつけられる 【対象品目】病者用食品

進法など多くの法律が関係していたが、消費者庁が発足し（2009年）、食品表示制度を一元的に管理することになり、2015年に食品表示法が施行された。食品の容器や包装に表示されているマークの例を表2-5に示した。

2）生鮮食品の表示

　市販の生鮮食品（農産物、畜産物、水産物）には、名称、原産地の表示が義務づけられている。

　農産物の場合、国産品は都道府県名、輸入品は原産国名を表示する。例えば「高知県産ピーマン」などと表示する。

　畜産物の場合、食肉の種類（牛、豚など）、部位、用途を表示する。国産品の場合は「国産」または「国産品」と表示するが、都道府県名や市町村名、一般によく知られている飼養地（神戸、米沢など）を表示する場合もある。輸入品は原産国名を表示する。なお、原産地とは一番長く飼養された場所をさす。例えば「国産　豚ロース肉（しゃぶしゃぶ用）」などと表示する。

　水産物の場合、原産地は国産品の場合は水揚港や海域名での表記も認められている（例：焼津港など）。輸入品の場合は原産国名を表示する。冷凍品を解凍したものは「解凍」、養殖したものは「養殖」と表示しなければならない。生かきなど、生食用のものには「生食用」と表示する。

3）有機食品の表示

　有機農産物や有機農産物加工食品についてはJAS規格が制定されており、統一的な基準に基づいて生育または製造されたもののみ「有機」「オーガニック」などの表示ができる。

4）アレルギーに関する表示

　表示されるアレルギー物質を含む特定原材料を表2-6に示した。例えば「かにエキス」「乳化剤（大豆由来を含む）」などという形で表示する。

5）遺伝子組換え食品の表示

　表示の義務対象は、大豆（枝豆および大豆もやしを含む）、とうもろこし、ばれいしょ、なたね、綿実、アルファルファ、てん菜、パパ

表2-6　アレルギー物質の表示

特定原材料	必ず表示される7品目	えび、かに、小麦、そば、卵、乳、落花生（ピーナッツ）
特定原材料に準ずるもの	表示が推奨されている21品目	アーモンド、あわび、いか、いくら、オレンジ、カシューナッツ、キウイフルーツ、牛肉、くるみ、ごま、さけ、さば、大豆、鶏肉、バナナ、豚肉、まつたけ、もも、やまいも、りんご、ゼラチン

イヤ、からしなである。これらの9作物およびそれらを原材料とした33加工食品群について、**分別生産流通管理**が行われた遺伝子組換え作物である旨を表示、もしくは遺伝子組換え農産物と非遺伝子組換え農産物が分別されていない旨を表示しなければならない（表示例：「大豆（遺伝子組換え）」「大豆（遺伝子組換え不分別）」など）。

　任意表示は、意図せざる混入率によって表示が異なる。大豆およびとうもろこしならびにそれらを原材料とする加工品について、「分別生産流通管理をして、意図せざる混入が5％以下」の場合は適切に分別生産流通管理された旨の表示が可能である（表示例：「大豆（分別生産流通管理済み）」「大豆（遺伝子組換え混入防止管理済み）」など）。「分別生産流通管理をして、遺伝子組換えの混入がないと認められる」場合は、「遺伝子組換えでない」「非遺伝子組換え」等の表示が可能である。

　大豆およびとうもろこし以外の対象農産物については、意図せざる混入率の定めはなく、遺伝子組換え農産物の混入が認められないことが「非遺伝子組換え」等の表示の条件となる。

6）加工食品の表示

　①　名称：内容物を表す一般的な名称。「魚肉ねり製品」など。商品名とは異なる。

　②　原材料名：食品添加物以外の原材料と食品添加物を区分して、それぞれ使用量の多いものから表示する。

　③　内容量：重量、体積または数量で表示する。

　④　期限：日もちの情報を「期限表示」として表示する。**賞味期限**、または**消費期限**として表示する。

　⑤　保存方法：直射日光を避ける、○○℃以下など**保存方法**を表示する。

　⑥　製造者等：製造者、加工者、販売者などを明記する。

7）保健機能食品の表示

　保健機能食品には栄養機能食品、特定保健用食品、機能性表示食品がある。

　栄養機能食品は、栄養成分の補給・補完を目的とした食品である。13種類のビタミン、6種類のミネラル、1種類の脂肪酸について、栄養素の機能表示が可能である。

　特定保健用食品は、身体の生理学的機能などに影響を与える保健機能成分を含み、主な保健用途を表示できる。例えば「血糖値が気になる方に適する食品」「ミネラルの吸収を助ける食品」などと表示する。

分別生産流通管理（IPハンドリング）：　遺伝子組換え農産物と非遺伝子組換え農産物を、生産・流通・加工の各段階で善良なる管理者の注意をもって分別管理し、それが書類により証明されていることをいう。

賞味期限と消費期限：　賞味期限は「best before」、おいしく食べることができる期限を示している。消費期限は「used-by date」、この期限を過ぎたら食べないほうがいいことを示している。
　品質が劣化しやすい食品については消費期限を年月日で表示する。品質が劣化しにくい食品については賞味期限を年月または年月日で表示する。

保存方法も変化する：　伝統的な梅干しは塩分濃度も高く、梅酢のためpHも低く、保存性は高い。しかし、現在市販されている"梅干し"（正確には梅調味漬）は、塩分は少なく、pHも中性に近いので、常温ではなく、冷蔵保存の必要がある。同じような加工食品であっても加工方法が変わると保存方法も変わるので確認が必要である。

機能性表示食品は、安全性および機能性に関する一定の科学的根拠に基づき、食品関連事業者の責任において、疾病に罹患していない者（未成年、妊産婦〔妊娠を計画している者を含む〕および授乳婦を除く）に対し、機能性関与成分によって健康の維持および増進に資する特定の保健の目的（疾病リスクの低減に係るものを除く）が期待できる旨を容器包装に表示する食品である。

表2-7　栄養成分表示の例

栄養成分表示	1食分20g あたり	
エネルギー	115kcal	表示しなければならない成分
たんぱく質	1.9g	
脂質	2.7g	
炭水化物	17.5g	
食塩相当量	1.1g	
カルシウム	14mg	任意表示（強調したい成分）
ビタミン B₁	0.05mg	

8）栄養成分表示

加工食品及び添加物において食品表示基準に基づき栄養成分表記が義務付けられている。栄養成分の量及び熱量について「たっぷり」や「低〜」のような強調表示を行う場合は基準を満たさないと表示できない。表2-7に記載例を示した。

9）食品添加物

食品添加物とは、食品の製造の過程においてまたは食品の加工もしくは保存の目的で、食品に添加、混和、浸潤その他の方法によって使用する物と定義されている（食品衛生法）。化学的に合成される化学的合成品と天然物から化学合成反応以外の方法で取り出した天然添加物がある。

(1) 主な食品添加物　食品添加物の用途と主な食品添加物を表2-8に示した。

(2) 表示　食品添加物は、化学的合成品か天然添加物かを問わず、原則としてすべての物質名が表示される。表示方法について表2-9に示した。

(3) 食品添加物の指定　食品添加物の指定については、安全性が確認されていること、消費者へ利益を与えるものであること、十分な効果が期待できること、食品に添加された後、原則として化学分析により確認できることなどの基準がある。

食品添加物は各国独自の規制があるため、食品の輸出、輸入の妨げとなることがある。日本においてはFAO/WHOの食品規格委員会の安全性評価を考慮しつつ、食品添加物の指定、使用基準を改定することにしている。

(4) 使用基準　各種毒性試験の結果から**無毒性量**（NOAEL）を求め、これを安全係数で除して**1日摂取許容量**（ADI）を設定している。国民健康・栄養調査などに基づき、個々の食品から摂取される食品添加物の量がこのADI値を超えないように対象食品ごとに使用基準が設定されている。

食塩とナトリウム:　栄養成分表示の食塩量はナトリウム量ではない。ナトリウム量を2.54倍したものであることに注意する必要がある。
食塩相当量(g) = ナトリウム(mg) × 2.54 ÷ 1000

無添加:　同じ種類の製品に一般的に食品添加物や調味料等が使用されることがないものである場合も、それらの食品添加物や調味料等を「無添加」と表示しているケースがあるので注意が必要である。

無毒性量（NOAEL）:　慢性毒性試験において動物に対する有害作用が認められない最大用量（1日あたりの用量）。

1日摂取許容量（ADI）:　認められるような健康上のリスクをともなわずに、人が生涯にわたり毎日摂取することができる体重1kgあたりの量。
ADI = NOAEL／安全係数　で求められる。
一般に動物とヒトの種差が10、ヒト個体差間の差を10とし、100が安全係数として用いられている。

表2-8 主な食品添加物

用途	使用目的	例
甘味料	砂糖の代替品として糖尿病、肥満、虫歯予防のために用いられる	アスパルテーム、キシリトール、サッカリン、サッカリンナトリウムなど
着色料	色調調整（鮮明な色を出し、退色しにくくする）天然色素もよく用いられるようになってきた	食用タール系色素、カラメル色素、アナトー色素、コチニール色素など
保存料	食品の腐敗や変敗の原因となる微生物の増殖を抑制し、保存性を高める	ソルビン酸、ソルビン酸ナトリウム、しらこたん白抽出物、安息香酸、安息香酸ナトリウムなど
増粘剤、安定剤、ゲル化剤、糊料	食品になめらかさと粘りを与える	カラギナン、カルボキシメチルセルロース（CMC）、キサンタンガムなど
酸化防止剤	酸化による品質の低下を防止する	L－アスコルビン酸、エリソルビン酸、トコフェロールなど
発色剤	動物性食品中に含まれる色素であるヘモグロビンやミオグロビンと結合して、加熱しても安定した状態にする	亜硝酸ナトリウムなど
漂白剤	色調調整（原料などに含まれる好ましくない色素成分や着色物質を無色にして白くする）	亜塩素酸ナトリウムなど
防かび剤または防ばい剤	かんきつ類やバナナの輸送中におけるかびの発生を防止する ポストハーベスト農薬（日本では食品添加物として認可）	イマザリル、オルトフェニルフェノール、チアベンダゾールなど
乳化剤	水と油のような、本来混じり合わない液体を均一に混合する	レシチン、ショ糖脂肪酸エステルなど
膨張剤	パン、ケーキなどの生地を膨張させる	炭酸水素ナトリウム、硫酸アルミニウムカリウムなど
調味料	食品にうま味を与える	アミノ酸、核酸、有機酸など
酸味料	食品に酸味を与える 酸味の調整や味を調和させる	クエン酸、L－酒石酸、乳酸など
苦味料	食品に苦味を与える	カフェイン、ナリンギンなど
光沢剤	食品からの水分の蒸発を防いだり、湿気から食品を保護するために、食品の表面に皮膜をつくったり、表面を保護して光沢を与える	シェラックなど
ガムベース	チューインガムの基材	酢酸ビニル樹脂など
栄養強化剤	栄養成分を強化する	ビタミン類、ミネラル類、アミノ酸類など
製造用剤等	食品の製造・加工に必要なもの	かんすい、豆腐用凝固剤、結着剤、プロピレングリコール、日持向上剤など
香料	食品に香りをつける	合成香料、天然香料

表2-9 食品添加物の表示方法

表示方法	例
物質名を表示する場合	例：ソルビン酸 保存料であるソルビン酸（物質名）が用いられていることを示している
用途と物質名を表示する場合	例：甘味料（サッカリンNa） 甘味料（用途）としてサッカリンナトリウム（物質名）が用いられていることを示している
一括名で表示する場合	例：香料、pH調整剤、イーストフードなど 複数の物質の配合によって機能を示すもの
表示が免除される場合	栄養強化の目的で使用されるもの、最終食品中に残留しない食品添加物、最終食品中にごくわずかなレベルしか存在せず、その食品に何の影響も与えないもの、原料に使われている食品添加物がもち越される場合など

10）食　中　毒

　食材の生産から消費にいたるすべての過程において、食品中で微生物が増殖し、品質を低下させるだけでなく、さまざまな疾病を引き起こす可能性がある。その代表的な例として食中毒、**経口感染症**があげられるが、ここでは食中毒について説明する。

　(1) 食中毒発生状況　　年間 1000～1500 件程度発生している。患者数は 2 万人程度で推移しており、死者数は減少傾向にある。細菌性食中毒は 7～9 月に発生件数が多い。2018 年の食中毒発生件数は 4～5 月に寄生虫による食中毒、また 9 月に植物性自然毒食中毒による食中毒が多く発生した。

　(2) 食中毒の分類

　①　細菌性食中毒：食品中で食中毒の原因となる細菌が増殖し、それを食べることにより発生する。主な食中毒菌の種類と特徴を表2-10 に示した。いずれも、細菌が増殖する条件（温度、pH、湿度、栄養素、酸素濃度、塩分濃度など）について一定の環境が整うと爆発的に増殖するので注意が必要である。

　②　ウイルス性食中毒：ノロウイルス、ロタウイルスなどがヒトの体内で増殖することによる食中毒。

　③　自然毒食中毒：ふぐ、きのこなどに含まれる有毒成分によって引き起こされる食中毒。

　(3) 食中毒の防止　　食中毒菌を食品につけない・増やさない・殺菌するのが原則である。温度が上昇すると菌の増殖スピードが上昇するので、食品の品温には常に注意しなければならない。

> **経口感染症：**　食品や飲料水を介して病原微生物が経口的にヒトに感染して起きる病気。ヒトに対する感染力が強く、ヒトからヒトへの二次感染の危険性があるため流行の可能性が大きい。少量の病原体で感染が成立する。赤痢、コレラ、チフスなど。

表 2-10　代表的な細菌性食中毒の種類と特徴

分類		種類	主な原因食品	予防法
感染型	感染型	サルモネラ菌	肉、鶏卵など	十分に加熱調理する 肉や鶏卵の生食を避ける
		腸炎ビブリオ	生鮮魚介類	真水で洗浄し、よく火を通す 調理器具やふきんを熱湯消毒し、まな板や包丁などからの二次感染を防ぐ
		カンピロバクター	鶏肉、飲料水など	十分に加熱調理する とくに鶏肉はよく加熱する
	生体内毒素型	ウェルシュ菌	シチュー、カレーなど	加熱調理したものを常温放置しない
		腸管出血性大腸菌	飲料水、肉類など	食品の中心部まで十分に火が通るように加熱する
毒素型	食品内毒素型	ブドウ球菌	食品全般	手指に傷口のある人は調理の際に使い捨て手袋などを使う 手指の洗浄、消毒を徹底する
		ボツリヌス菌	いずし、肉類のびん詰、缶詰、真空パックなど	十分に加熱する

家庭においてはまな板、包丁、ふきんなどは食品やヒト由来の微生物が多数付着しているので注意が必要である。まな板は用途別に専用のものを用い、まな板を介して食中毒菌が別の食品に付着する（二次汚染）ことがないようにする。包丁は、柄および刃を差し込んである部分が洗いにくく、汚染されやすいので、よく洗浄する必要がある。家庭での予防法についてポイントを表2-11にまとめた。

食品製造現場においては、原則としてすべての事業者が「HACCPに沿った衛生管理」を行うこととされている。

11) ポジティブリスト制度

病害虫や雑草を防ぐために、農産物に農薬が使用される場合がある。これらが農産物中に多量に残っていると、ヒトに対して影響を及ぼすおそれがあるため、農林水産省では食品中の農薬の残留について基準を設定している。それがポジティブリスト制度である。

国内外で使用されている農薬の大部分について基準が設定され、その基準値を超える場合は食品の流通の禁止が可能である。また、リストにのっていない農薬が使われている場合も食品の流通を禁止することができる。

農薬だけではなく、**動物用医薬品**、飼料添加物についてもこの制度の規制対象となっている。

12) 放射性物質

2011年3月11日の東日本大震災にともなう原子力発電所の事故後、厚生労働省では食品中の**放射性物質**の暫定規制値を設定し、暫定規制値を超える食品が市場に流通しないよう出荷制限などの措置

> **HACCP**： Hazard Analysis and Critical Control Point（危害分析と重要管理点）。食中毒菌汚染や異物混入等の危害要因（ハザード）を把握し、原材料の入荷から製品の出荷に至る全工程の中で、危害要因を除去または低減させるために特に重要な工程を管理し、プロセスチェック方式により製品の安全性を確保しようとする衛生管理手法。

> **動物用医薬品**： 食品としての畜・水産物（乳、肉、卵、魚など）の安全性の確保のため、動物に使用される抗生物質などの医薬品について使用基準の設定、薬剤耐性菌対策、表示や広告の監視指導がなされている。

> **放射性物質**： 厚生労働省は2012年4月1日から、食品中の放射性セシウムについて、放射性ストロンチウム、プルトニウムなどを含めて基準値を設定した。一般食品は100ベクレル/kgであるが、乳児用食品、牛乳は50ベクレル/kg、飲料水は10ベクレル/kgとなっている。

表2-11　家庭でできる食中毒予防の6つのポイント

1	食品の購入	生鮮食品は新鮮なものを購入する 消費期限を確認する
2	家庭での保存	食品の温度管理をしっかりとする 冷蔵庫・冷凍庫は詰め込みすぎない
3	下準備	包丁、まな板は熱湯消毒して使う 包丁、まな板は肉用、魚用、野菜用で使い分けるのがよい 冷蔵庫・冷凍庫から出した食品は放置せずにすぐに処理する 生ゴミを放置しない
4	調理	食品中心部が75℃1分以上加熱されるように十分に加熱する 料理を途中でやめてそのまま放置しない
5	食事	食事の前には手を洗う 調理後の食品を室温で長時間放置しない
6	残った食品	きれいな容器を使って保存する 温めなおすときも十分に加熱を行う

出所）厚生労働省ホームページより（一部抜粋）

をとっている。

第5節　調理の基本

調理とは、食品を衛生的で安全なものにし、消化しやすく、おいしく食べられるようにすることである。食品を洗って切り、加熱して調味するなど調理の基本は、栄養価や嗜好性にも影響する。

1）調理操作

（1）**非加熱操作**　非加熱操作とは、加熱操作以外の物理的な変化を与える調理操作である（表2-12）。

包丁は利き手でもち、食品を押さえる手は指先を丸めて包丁の腹にあて、手を少しずつずらしながら切り進める。図2-15に野菜の基本的な切り方を示す。

（2）**加熱操作**　加熱操作には、湿式加熱、乾式加熱、誘電加熱、誘導加熱がある。主な調理法の特徴を表2-13に示す。

ホテル、レストランチェーン、事業所給食、病院、院外調理の加工施設などでは、大量調理に便利な**真空調理**や**クックチルシステム**、**スチームコンベクションオーブン**が取り入れられている。

（3）**調味操作**　食品本来にそなわっている味に調味料や香辛料を加えて、もち味や風味を生かし、よりおいしくする操作である。塩味、甘味、酸味、苦味、うま味の5原味があり、**味の相互作用**が起こる。

①　塩味：塩味は調味の基本味である。**しょうゆ**を用いて塩と同程度の塩味にするには約6倍、みその場合は約8〜10倍用いる。一般に好まれる塩味の濃度は、汁物が0.6〜0.8％、煮物や炒め物が1〜2％と範囲は狭い（表2-14）。

②　甘味：砂糖が主に用いられ、みり

真空調理：　食材を生のまま、あるいは表面に焼き色をつけるなどの下処理をして調味料とともに真空包装し、低温（50〜95℃）で一定時間湯煎器やスチームコンベクションオーブンなどで加熱する調理法である。

クックチルシステム：　食品や調理した料理を保存し提供する一連の調理システムである。通常の方法で調理した食品を短時間に急速冷却し、チルド（0〜3℃の低温）の状態で一定期間保存し、必要なときに再加熱をして料理を提供する、個々の作業をまとめて包括的に示した用語である。

表2-12　非加熱操作

種類	操作例
計量	重量、容量、体積、温度、時間
洗浄・浸漬	洗う、戻す、さらす、浸す
切砕・成形	切る、むく、削る、そぐ
混合・攪拌	混ぜる、和える、こねる、泡立てる
粉砕・磨砕	砕く、する、おろす、つぶす、裏ごす
圧搾・濾過	絞る、押す、ふるう、こす
冷却・凍結・解凍	冷ます、冷やす、凍らせる、解凍する

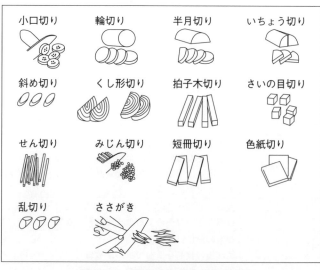

図2-15　野菜の基本的な切り方

出所）野々村瑞穂編著、知っておきたい食生活の基礎知識、第一出版、2010年、p.98

表 2-13　加熱操作の分類と特徴

加熱法	主な調理法	特徴
湿式加熱 （水を利用する加熱）	煮物	常圧では 100℃ までの煮汁中で食品を加熱するが、圧力鍋を用いれば 110〜120℃ になり、短時間で料理ができる。
	蒸し物	水蒸気の潜熱を利用した加熱法。卵液は 85〜90℃ で蒸す。
	ゆで物	多量の水の中で食品を加熱する方法。ゆで水に食塩、酢、小麦粉、みょうばんなどを加えることがある。
乾式加熱 （水を利用しない加熱）	焼き物	直火焼きと間接焼きがある。表面は脱水・乾燥して硬くなる。
	揚げ物	食品を多量の油の中で加熱する方法。衣揚げの内部は食品素材のもち味と水分が保たれる。
	炒め物	食品を材料の 5〜10% の油で撹拌加熱する方法。高温で短時間に調理するので、食品の色が保たれ、熱に弱いビタミンや水溶性成分の損失が少ない。
誘電加熱 （電子レンジ加熱）	湿式加熱に準ずる	マイクロ波を食品に照射した際に、食品内部の水分子の振動により生じる摩擦熱により食品自身が発熱する加熱法。一般に、水分を多く含む食品はマイクロ波を吸収しやすく、発熱しやすい。
誘導加熱 （電磁調理器加熱）	湿式・乾式加熱に準ずる	電磁誘導により、鍋底に発生した熱が鍋のなかの食品に伝わることによる加熱法（Induction Heating；IH 式）。鍋をはずせば熱源はなく、安全で排気ガスの心配もない。鍋自体が発熱するので、熱効率は 70〜90% と高い。

出所）介護福祉士養成講座編集委員会編、生活支援技術 I、中央法規出版、2017 年、p. 232

スチームコンベクションオーブン：庫内の空気をファンで強制的に対流させるコンベクションオーブンに、スチーム機能がついたものであり、蒸す・焼く・煮る・温めるなどの加熱調理が 1 台でできる多機能加熱機器である。

味の相互作用：　調味の際に用いられる砂糖、塩、酢などの調味料は 2 種以上用いられることで、相乗、対比、相殺などの効果が生じる。昆布とかつお節の混合だし（相乗）、あんのかくし味としての塩（対比）、砂糖とコーヒー（相殺）、酢と塩（相殺）などの例がある。

しょうゆの塩分：
こいくちしょうゆ　14.5%
うすくちしょうゆ　16.0%
減塩しょうゆ　6〜9%

表 2-14　食品中の塩分

食品名	濃度（%）
汁物	0.6〜0.8
煮物、炒め物	1〜2
食パン	1.1〜1.4
バター	1.9
マヨネーズ	1.8〜2.3
かまぼこ	2〜2.5
魚の干物	2〜4
たくあん	7〜9
佃煮	5〜10

表 2-15　食品中の糖分

食品名	濃度（%）
飲み物	0〜15
煮物	3〜5
アイスクリーム	12〜18
ゼリー	12〜18
水ようかん・しるこ	26〜30
カステラ	30〜40
煮豆・あん類	35〜40
練りようかん	40〜60
ジャム	40〜70

んを甘味として用いるときは砂糖の約 3 倍使う。煮物で 3〜5%、煮豆・あん類で 35〜40% と甘味として好まれる濃度は範囲が広い（表 2-15）。

③　酸味：主に食酢が用いられ、酢の物には材料の約 10% 使う。

④　苦味：調味料として添加することはほとんどないが、茶、コーヒー、ビールなど嗜好品には苦味を含むものが多い。

⑤　うま味：代表的なうま味物質は、昆布に含まれるグルタミン酸ナトリウム、かつお節に含まれるイノシン酸ナトリウム、しいたけに含まれるグアニル酸ナトリウムである。

（4）食材の下処理　食材でアクの出るもの、変色しやすいもの、臭みのあるもの、乾物等は、料理の前に下処理をする（表 2-16）。

表 2-16　食材の下処理の方法

食品群	食材	下処理の方法
いも類	じゃがいも、さつまいも	褐変を防止するために切ったら水に浸ける。水からゆでる
	さといも	皮を厚くむいて、塩水で洗ったり、ゆでこぼしてぬめりを取り除く
野菜類	ほうれん草	緑色色素を保持するために、6~8倍の沸騰した湯に食塩（0.5~1％）を入れて、短時間に加熱する。ゆであがったら水に取り、手早く冷ます
	大根、にんじん	根菜類は、材料が浸る程度の水を入れて、水からゆでる
	ごぼう、れんこん	空気に触れると変色するので、切ったら酢水に浸けて水で洗う
	なす	空気に触れると変色するので、切ったらすぐに水に浸ける
	カリフラワー	ゆで水に食塩、小麦粉、食酢を加えて煮立て、6分くらいゆでる
肉類	肉類	肉類をしょうがやにんにくの汁に漬けると生臭みが抑えられる。焼き物は高温で加熱して肉表面を凝固させると肉汁の流出が抑えられる
魚介類	魚類	魚臭を除去するために、食塩、酒、ねぎ、しょうが、牛乳などに漬ける。沸騰した煮汁に入れて煮ると、うま味成分の流出が抑えられる
	あさり、はまぐり	3％前後の食塩水に浸して暗所で砂をはかせる
その他	ひじき、切干し大根	水で洗って汚れを取り除き、水に20分位浸けて戻す
	かんぴょう	塩少々でもみ洗いして、水からゆでる
	干ししいたけ	軽く洗って水に浸けて戻す。戻し汁は煮物料理等のだし汁として使用する
	油揚げ	表面の油を抜くために熱湯をかけたり、熱湯にさっと浸ける
	こんにゃく、白滝	アクを除去するために水からゆでる

> **発芽玄米：** 玄米をわずかに発芽させた米。玄米よりもやわらかく、白米と同様に炊飯できる。多量に含まれる γ‒アミノ酪酸（GABA）が注目されている。
> **黒米：** 神事の際に使用されていた。炊飯するとアントシアン色素により紫色になる。
> **赤米：** 黒米と同様に神事の際に使用されていた。種皮の色が赤い。

2）食品の調理性

（1）**米の調理**　うるち米は、アミロース20％とアミロペクチン80％、もち米はアミロペクチン100％からなる。もち米は、うるち米よりも粘りが強く、赤飯や餅に利用される。もみ殻を除いたものを玄米（図2-16）、玄米から糠層を除去したものを胚芽米、玄米から糠層・胚芽を除去したものを精白米という。また、環境汚染に配慮した無洗米、発芽処理をした**発芽玄米**もある。古代米の一種である**黒米、赤米**などは抗酸化作用があり、近年見直されつつある。

①　炊飯：洗った米に米重量の1.5倍、容量では1.2倍の水を加えて浸漬・吸水させ、加熱する。米でんぷんを**糊化（α化）**させるため98℃以上を20分間保つ（表2-17）。

②　かゆ：ふつうの飯よりやわらかい飯で、米に5~20倍の水を加えて浸漬後、約50分間吹きこぼれないように煮る。かき混ぜる

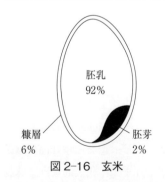

胚乳
92%

糠層
6%

胚芽
2%

図 2-16　玄米

> **糊化：** でんぷん粒が膨潤し、崩壊するような現象のこと。なお、糊化でんぷん分子が会合して水素結合で再び結ばれる現象のことを老化という。

と米粒が崩れて粘りの強いかゆになる。加える水の量で全がゆ（5倍）、七分がゆ（7倍）、五分がゆ（10倍）、三分がゆ（20倍）がある。おもゆは五分がゆか三分がゆをこして米粒を除いた粘り気のある汁である。

　(2) 小麦粉の調理　小麦粉は、たんぱく質含量の少ない順に薄力粉、中力粉、強力粉に分類される（表2-18）。小麦粉に水を加えてこねると、たんぱく質が吸水して**グルテン**（図2-17）を形成する。

　① 膨化性：小麦粉生地を膨化させて多孔質にし、食感、風味などをよくする調理にパンやスポンジケーキなどがある。

　② 粘弾性、伸展性、可塑性：小麦粉に50％の水を加えてこねると粘弾性のある**ドウ**ができ、ねかすと伸びやすくなり、麺類や餃子の皮などになる。食塩は生地の粘弾性を強くする。

　③ 粘性：小麦粉のでんぷんの性質を利用した調理に天ぷらの衣、**ルー**などがある。ルーは薄力粉をバターで炒めたもので、スープやソースに濃度をつけてとろみとなめらかさを与える。

　(3) いも類の調理

　① **じゃがいも**：甘味が少なく、味が淡泊であるため幅広く調理に利用されている。紛質の男爵などはでんぷん含量が高く、粉ふきいも、マッシュポテトに適し、粘質のメークインなどは煮物、炒め物に利用される。いもは冷めてから無理に裏ごすと細胞が壊れてでんぷん粒が流れ出し、粘りが強くなるので、熱いうちに裏ごす。

　② **さつまいも**：糖分が多く、甘味が強いため菓子類に利用されることが多い。さつまいもは強力な**β-アミラーゼ**を含む。石焼きいもが甘くておいしいのは、水分の減少に加えて、アミラーゼ活性が長く持続され、**麦芽糖**の生成量が多くなるためである。電子レンジで加熱すると酵素がすみやかに失活するので甘味が少ない。

　③ **さといも**：粘質物は、調味料の浸透を妨げ、煮汁の吹きこぼれ、焦げつきの原因となるので、ゆでこぼしてから煮る。

　(4) 野菜類の調理　野菜の成分は90〜95％が水分で、ビタミン、無機質、食物繊維の給源となる。野菜の色は調理に彩

表2-17　米粒中のでんぷんの
α化に要する時間

温度（℃）	加熱時間
65	10 数時間
70	5〜6 時間
90	2〜3 時間
98	20〜30 分

> **グルテン**：　グルテンは小麦粉の主要たんぱく質であるグリアジンとグルテニンからなる。グリアジンは粘性を、グルテニンは弾性をグルテンに与える。

> **ドウ**：　小麦粉に水を加えて、手でこねられるくらいの硬さにしたものをドウ、水分が多く流れるくらいのやわらかい生地をバッターという。

> **ルーの種類**：　薄力粉の炒め温度によりホワイトルー（120〜130℃）、ブロンドルー（140〜150℃）、ブラウンルー（160〜180℃）がある。

> **じゃがいも**：　じゃがいもの外皮の緑変部や芽には有毒なソラニンが含まれているので、除去する。

> **β-アミラーゼ**：　でんぷんやグリコーゲンなどの多糖類を麦芽糖単位に切断していく加水分解酵素である。

> **麦芽糖**：　グルコース2分子からなる二糖類であり、マルトースともいう。ショ糖の30〜40％の甘味を有する。

表2-18　小麦粉の用途

粉の種類	用途	生地の状態	たんぱく質含量（％）
薄力粉	天ぷらの衣、菓子	粘性が弱い	9 未満
中力粉	うどん、そうめん	中間の性質	9〜10
強力粉	パン、ピザ	粘弾性が強い	11 以上

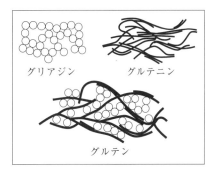

図2-17　グルテンの網目構造

りを添えるので、調理により色が損なわれないようにする（表2-19）。にんじんの赤色の色素であるカロテノイドは調理の際に変色しにくいが、ほうれん草の緑色の色素であるクロロフィルやなすの紫色の色素であるアントシアンは、調理により退色しやすい。

セロリー、玉ねぎなど香りの強い野菜（香味野菜）は、好ましくない臭いを弱めたり、料理の風味を引き立てる。組織を壊すと香りが強まるので、しょうがやにんにくはすりおろし、木の芽は手のひらでたたいて用いる。

（5）**きのこ類の調理**　きのこ類はそれぞれ独特の味、香り、テクスチャーをもっているので、汁物、鍋物、焼き物など広範囲の調理に適している。干ししいたけはうま味が強く、戻し汁はだし汁として用いられる。

（6）**海藻類の調理**　昆布、わかめ、ひじき、のりなどがある。昆布にはうま味成分であるグルタミン酸が多く、だし汁の材料に用いられる。昆布巻きは魚に含まれるイノシン酸とのうま味の相乗効果によりうま味が増す。

（7）**肉類の調理**　一般に牛、豚、鶏が用いられている。焼き物には上質でやわらかい肉が適しており、牛肉のヒレやサーロイン、豚ロースなどを用いる（図2-18）。高温で加熱して肉表面をすばやく凝固すると、肉汁の流出が抑えられうま味のある肉に仕上がる。表面を適度に焦がすことで食欲をそそる芳香が生じる。すね肉やばら肉のような硬い肉は、シチューなどの長時間煮込む料理に用いるとコラーゲンが分解してゼラチン化し食べやすくなる。ハンバーグなどの**ひき肉料理**では、ひき肉に食塩を加えて粘りがでるまでよく混ぜてから加熱すると、弾力のある肉質になる。

鶏肉は、肉質がやわらかく消化がよい。脂質が少なく味が淡泊なので、小児や高齢者に用いられる。

牛脂や羊脂は常温で溶けにくいため、温かい料理に向く。豚脂、鶏脂は口溶けがよいので、冷めたい料理にも向く（表2-20）。

（8）**魚介類の調理**　魚類は肉類と比べると、結合組織の割合

緑黄色野菜：　可食部100gあたりのカロテン含量が600μg以上を含有する野菜をさすが、それ以下の野菜であっても1回に食べる量や使用回数の多いトマトやピーマンなどを含む。

きのこ類：　栄養価は低いが、風味や歯ざわりなどが独特で、食生活に彩りを添える。きのこ類のうま味は主にグアニル酸である。しいたけに含まれるエルゴステロールは紫外線の作用でビタミンDに変化する。

海藻類：　昆布、わかめ、ひじき、のりなどは、鉄、カルシウム、ヨウ素、銅、亜鉛などを多く含む。炭水化物を50％前後含み大部分が食物繊維のガラクタン、マンナンである。昆布はグルタミン酸を含むため、だし用として利用される。のりにはカロテンが多く含まれる。

ひき肉調理：　ひき肉はそのまま加熱すると形を保つことはできないが、食塩を加えて混ぜると、肉のたんぱく質中のアクチンとミオシンが可溶化して粘性のあるアクトミオシンになりハンバーグなどの調理ができる。

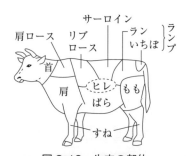

図2-18　牛肉の部位

表2-19　野菜類に含まれる色素

色素	色	野菜例
クロロフィル	緑色	ほうれん草、小松菜、にら
カロテノイド	黄橙色・赤色	にんじん、かぼちゃ、トマト
アントシアン	赤色・青色・紫色	なすの皮、紫しそ、紫キャベツ
フラボノイド	無色・淡黄色	玉ねぎ、セロリー、カリフラワー

表2-20　肉の融点

種類	融点℃
羊脂	44～55
牛脂	40～50
豚脂	33～46
鶏脂	30～32

が少ないので肉質がやわらかい。刺身にする場合、肉質がやわらかいまぐろなどは厚く切り、硬いひらめなどは薄く切る。いかなどかみ切りにくいものは細く切る。鮮度のよいさば、あじなどの魚肉に食塩を振ってしめてから食酢に浸すと、肉は白く凝固し、もろい肉質に変わる。

　魚を煮付けるには、加熱した煮汁のなかに魚を入れると、たんぱく質がすぐに凝固するのでうま味成分の流出が抑えられる。魚臭を抑えるために、みそ、酒、しょうが、梅干しなどを用いる。魚の煮汁は冷えるとゼリー状に固まることがある。これは煮こごりで、コラーゲンが加熱によりゼラチン化したために生じる。

　ムニエルは魚に小麦粉をまぶして油で焼いたもので小麦粉によりうま味の流出が抑えられ芳香が生じ、かりっとした口ざわりに仕上がる。

　(9) 卵の調理　　卵は、希釈割合を変えることでやわらかさを調節できる便利な食品であり、調理性に富むため幅広い調理に利用される（表2-21・2-22）。栄養的にもアミノ酸バランスがよい食品である。また内容物の状態が**保存により変化する**。

　①　熱凝固性：ゆで卵は、卵を水中に入れて沸騰後12分間加熱する。ゆですぎると、卵黄中の鉄と卵白中の硫化水素が結合して硫化第一鉄ができ、卵黄表面が暗緑色になる。卵を70℃前後の湯のなかで20分間加熱すると、卵白はしっかり固まらず、卵黄は流動性が失われ固まっている温泉卵ができる。卵白は72〜80℃くらいで、卵黄は65〜70℃くらいで凝固するためである。カスタードプディングや茶碗蒸しは、卵を牛乳やだし汁で希釈し、器に入れて85〜90℃で15〜20分間蒸すと、すがたたないなめらかなゲルになる。卵の胃内滞留時間を表2-23に示す。

　②　起泡性：卵は攪拌（かくはん）すると泡立ちスポンジケーキなどに用いられる。

　③　乳化性：卵黄のレシチンには水と油を結びつける**乳化作用**があり、卵黄に少量の食酢と、多量のサラダ油を少

<table>
<tr><td colspan="2">魚介類：　魚肉には約20％のたんぱく質が含まれ、米に不足しているリシンを含んでいるので、米と組み合わせるとアミノ酸の補足効果がある。いわし、さば、ぶりなどは多価不飽和脂肪酸（EPA、DHA）を多く含み、血中コレステロールを低下させる。しかし、酸化されやすく変質しやすいので鮮度に気をつける。さばは「生き腐れ」といわれるほど消化酵素の活性が高く、ヒスチジン含量が高いため、アレルギーや食中毒を起こしやすい。</td></tr>
</table>

鶏卵：　たんぱく質と脂質含量が高く、アミノ酸組成はあらゆる食品のなかでも理想的なものであるが、コレステロールが多くカルシウム、ビタミンCが不足している。

卵の保存による変化：
①卵黄係数（卵黄の高さを直径で除した値）の低下
②卵黄膜の脆弱化
③濃厚卵白の水様化
④卵白pHの上昇
⑤気室容積の増大

表2-21　卵の調理性と調理例

調理性	調理例
流動性・粘性	すき焼きのつけ卵、つなぎ
熱凝固性・希釈性	ゆで卵、卵焼き、茶碗蒸し
起泡性	メレンゲ、スポンジケーキ
乳化性	マヨネーズ

乳化：　ふつうは混ざり合わない水と油が、親水基と親油基をもつ乳化剤の存在で、細かい粒子となって分散し乳濁状になる状態（エマルション）。生クリーム、マヨネーズは水に油が分散している水中油滴型、バターは油に水が分散した油中水滴型で、乳化の状態により口ざわりが異なる。

表2-22　卵液の希釈割合

卵：液	調理例
1：0.1〜0.3	オムレツ
1：1〜2	卵豆腐
1：2〜3	カスタードプディング
1：3〜4	茶碗蒸し

表2-23　卵の胃内滞留時間
（100gあたり）

半熟卵	90分
生卵	150分
卵焼き	165分
固ゆで卵	195分

しずつ攪拌しながら混ぜていくと、マヨネーズができる。

　(10)　**牛乳の調理**　　牛乳は出生後の仔牛が育つのに十分な栄養素を含み、消化吸収がよい。**乳糖**を含み、乳糖を分解する酵素は大人になると減少するため、牛乳を飲むと腹痛や下痢を起こす日本人が多い。

　牛乳は、ムニエルや焼き菓子に焦げ色をつけたり、魚やレバーの生臭みを除去する。また、ソースやスープに牛乳を加えると口あたりがなめらかになり、風味が増す。牛乳中のたんぱく質のカゼインは酸や凝乳酵素（レンニン）により凝固する性質があり、野菜と一緒に加熱すると野菜に含まれる酸により凝固する。

　(11)　**でんぷんの調理**　　片栗粉、くず粉などは、水を加えて加熱するととろみがつき、料理になめらかな口ざわりを与え温度低下を防ぐ（かきたま汁、くず湯）。嚥下機能が低下している人には、食べ物が飲み込みやすくなる。

　(12)　**寒天・ゼラチンの調理**　　寒天は、海藻（天草）が原料で食物繊維や無機質を多く含み、低カロリーのため肥満防止や整腸作用に役立つ。果汁かんをつくるときは、寒天を適度な濃度に溶かして冷やした液に果汁を加えて固める。果汁の酸は寒天の凝固力を弱めゲルをやわらかくする。

　ゼラチンは、動物の骨や皮に含まれるたんぱく質のコラーゲンを長時間加熱して加水分解したものである。熱帯産のパイナップル、パパイアなどを使用してゼリーをつくる場合、これらにはたんぱく質分解酵素が含まれゼラチンのゲル化を弱めるので、果物を加熱して酵素を失活させてからゼラチン液に加える。寒天とゼラチンの使用濃度、用途などを表2-24に示す。

　(13)　**砂糖の調理**　　砂糖は水によく溶解し、溶解度は水温が高くなるにつれて増加する。砂糖溶液を加熱していくと沸点が上昇し、

> **牛乳**：カルシウム含量が高く、ほかの無機質とのバランスもよいため消化吸収利用率が高い。風味に富み、脂肪も乳化状態で分散しているので、病人の栄養補給には適しているが、ビタミンC、Dおよび鉄の含量が低い。

> **乳糖不耐症**：　乳糖分解酵素のラクターゼ不足の人が牛乳を飲んだときに生じる消化不良症のこと。

> **砂糖**：　砂糖は速効性のエネルギー源であるため、病人、運動の後の疲労回復に役立つ。

表2-24　寒天とゼラチンの比較

	寒天	ゼラチン
原材料	海藻（天草、おごのり）	動物の骨や皮
主成分	糖質（多糖類）	たんぱく質
使用濃度	0.5～1.5%	1.5～3.0%
溶解温度	90～100℃（沸騰させて煮溶かす）	40～50℃（湯煎で溶かす、沸騰させない）
凝固温度	28～35℃	5～12℃
ゼリーの性質	粘りがなくもろい、透明感がやや低い、接着性が悪い	なめらかで口溶けがよい、透明度が高い、接着性がよい
用途	ところてん、ようかん、果汁かん	ゼリー、ババロア、ムース、マシュマロ

性状が変化するのでそれぞれの性状を利用した調理ができる（表2-25）。砂糖は水との親和性が強いので、でんぷんの老化を抑える。求肥やカステラがいつまでもやわらかいのはそのためである。

●引用・参考文献
介護福祉士養成講座編集委員会編、生活支援技術Ⅰ、中央法規出版、2017年
木戸詔子・池田ひろ編、調理学（第2版）、化学同人、2010年
厚生労働省、国民健康・栄養調査（2002年までは、国民栄養調査）
厚生労働省、21世紀における国民健康づくり運動（健康日本21）、および21世紀における国民健康づくり運動（健康日本21）第2次
厚生労働省「日本人の食事摂取基準」策定検討会報告書、日本人の食事摂取基準（2020年版）
食品表示問題研究会編、もう間違えない賞味期限・消費期限、新日本法規出版、2009年
S. Tsugane, S. Sasaki, Y. Tsubono, Under- and overweight impact on mortality among middle-aged Japanese men and women; a 10-y follow-up of JPHC Study cohort Ⅰ, *International Journal of Obesity*, **26**, 529–537, 2002
T. Nakamura, Y. Tsubono, K. Kameda-Takemura, T. Funakoshi, S. Yamashita, S.Hisamichi, Magnitude of sustained multiple risk factors for ischemic heart disease in Japanese employees; A case-control study, *Japan. Circulation Journal*, **65**, 11–17, 2001
農林水産省、食品ロスの削減に向けて、2014年
農林水産省、日本の食料自給率
宮澤文雄編、ぜひ知っておきたい現代食品衛生事情、幸書房、1998年

厚生労働省ホームページ
消費者庁ホームページ
農林水産省ホームページ

表2-25　砂糖調理と加熱温度

調理名	温度（℃）
シロップ	102〜103
フォンダン	106〜107
砂糖衣	115〜120
ドロップ	140〜150
あめかけ	155
抜絲	140〜160
カラメル	170〜190

フォンダン：　砂糖液を107℃に加熱してから冷やして強く攪拌し、白く結晶化させたもの。ケーキの飾りや和菓子の衣に用いる。

カラメル：　砂糖液を170〜190℃に加熱し、焦がして茶褐色にしたもの。少量の湯を加えて煮溶かすとカラメルソースとなり、香ばしい香りとわずかな苦味がある。

第3章　日本の食生活の変遷

第1節　日本型食生活

　食の営みは、そこに住みついた人々が自然の恵みを採取し、手を加え、安全でおいしい食べ物を摂取することから始まる。大陸から伝来した稲作は米社会を形成し、一汁三菜の日本型食生活を確立した。またわが国の料理は、饗宴のための**大饗料理**として「本膳料理」、茶道から確立した「懐石料理」・「会席料理」、寺院から派生した「精進料理」・「普茶料理」に発展し、形式化された日本料理として確立した。近世に入り、江戸ではさまざまな外食産業が発展し、将来に発展する料理文化が開花した。

> **大饗料理：**　基本的には日本風の食事に、中国の食事作法を取り入れ、台盤（テーブル）と兀子（こっし：椅子）を用いた食事形式。献立内容は飯と4種類の調味料、生物・干物・唐菓子などが1つの平面に同列に並べられ、主菜はなく、生物や乾燥させたものを切って並べる「見せる」料理であり、貴族の儀式だけに供された。

1）稲作の始まり

　草創期（1万5000年～1万1000年前）から約1万年続いた縄文時代は、狩猟・漁撈や採集を中心として食料を調達した自然物雑食時代であった。縄文時代晩期には、稲作が朝鮮半島経由で北九州に伝来し、自然と共生した循環型の食生活が発展した。

　弥生時代、収穫した米は高床式倉庫に備蓄し、米中心の食料生産社会が形成された。中国の書籍「魏志倭人伝」の邪馬台国はこの時代と推定され、女王卑弥呼の食生活は米を主食とし、副食として魚

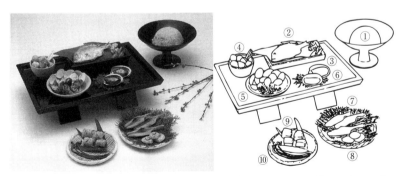

①玄米の炊き込みご飯（ぜんまい、たけのこ）、②たいの塩焼き、③みょうが、④さといも、たけのこ、豚肉の合わせ煮、⑤はまぐりといいだこのわかめ汁、木の芽あえ、⑥あわびの焼き物、⑦しょうさいふぐの一夜干し、⑧炒りエゴマ風味きび餅、⑨アワ団子のしその実あえ、⑩ゆでわらび

図3-1　卑弥呼の食事

出所）金関恕監修、卑弥呼の食卓、吉川弘文館、1999年より引用改変

介類や山菜を食べる日本型食生活の原型である（図3-1）。

2）一汁三菜の原型

中世において、鎌倉幕府は年初めに有力な御家人が将軍に垸飯〈おうばん〉を振る舞う年中行事を行った。このとき「有職料理〈ゆうそく〉」として一汁三菜の本膳を配置し、日本料理の原型「**本膳料理**」が整った（図3-2）。

平安時代の公家は仏教の影響を受け、仏事に海藻や穀類などの精進物を使用し、禅宗寺院では「**精進料理**」が成立した。

また、鎌倉期の禅宗寺院で催されていた茶礼は、室町時代に酒宴を中心とした「茶会」と発展し、千利休（1522〜1591年）は本膳料理の基本を踏まえた精進料理を取り入れ「**懐石料理**」を完成させ、料理体系を組み込んだ「茶道」を大成した。

3）日本型食生活の確立

江戸時代に入り、武士は米を中心とした石高制により経済社会を管理し、米の生産性を高めるために農業を奨励した。その結果、米穀類やさまざまな野菜類の生産力が高まり、流通網も発達した。江戸近郊の農村でも特産物が栽培され、水路を使って都市部に出荷した。100万人の大都市となった江戸は、日本橋に魚河岸や米河岸をおき、料理屋や食べ物屋が出現し、手軽な「振売り」「屋台の煮売り・焼き売り」の外食産業が発展した。

「本膳料理」は、武士社会や富裕階層で広まり「飯・汁・菜・漬物」の簡略化された形で継承され、米を主食とし、江戸前の魚介類や近郊農家で栽培した野菜類を副食とした一汁三菜の日本型食生活が確立した。

都市部の庶民の食事は、主食の占める割合が高く、米を精白して食べる食習慣が確立し、そのため健康を損ね、「**江戸煩い**」が流行り病として蔓延した。

さらに、酒宴を中心とした料理屋の形式として、酒肴と酒の後に

本膳料理：　武家社会の饗応食として成立し、高脚膳の銘々膳に、飯・汁・菜を並べるもの。饗応の規模により料理の数と膳数を構成した。現在の日本型食生活の一汁三菜は本膳を原型としている。そのころ、料理流派や庖丁家が登場した。庖丁家は、武家の儀式の本膳料理において、料理流派に属して魚鳥類の扱い方を確立した式包丁の流派。公家では高橋家、四条家、武家では大草家、進士家など。

精進料理：　僧侶がつくり味わう日常食。食材を植物性食品に限定し、肉食禁忌の思想から魚肉類に模した加工・調理法が工夫され、豆腐・湯葉を利用した見立技法を重視した料理様式。

懐石料理：　懐石はもともと懐に温石を抱いて寒気に耐える意であり、簡素な料理のこと。折敷の手前に飯と汁、膳の向う側に向付（鱠）を配置し、客の食べる速度に合わせた時系列の配膳。極限まで簡素化し季節感や旬を生かした料理に趣向を凝らして客をもてなす日本料理。

江戸煩い：　米は精白すると胚芽の部分に多く含まれるビタミンB_1が取り除かれ、栄養的損失がある。100gあたりビタミンB_1の含有量は、精白米は玄米の約20％となり、江戸時代にはビタミンB_1欠乏の症状として脚気を煩う人々が多かった。

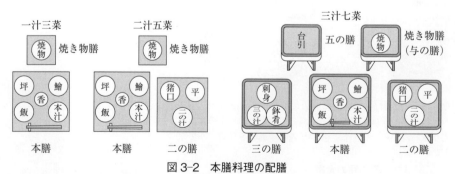

図3-2　本膳料理の配膳

出所）長尾慶子編著、調理を学ぶ、八千代出版、2009年、p. 165

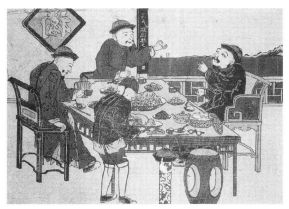

図3-3 「唐人卓子図」卓袱料理
出所）日本の料理─探求ニッポンの食卓、淡交別冊、淡交社、
1996年、p. 36

会席料理： 本膳料理の食事形式を
簡略化した料理。本膳の形はとって
いるが、膳は2つとし、みそ吸い
物・口取肴・二ツ物（甘煮と切焼
肴）・刺身・吸物（または茶碗蒸し）
が続き、最後に一汁一菜と飯という
時系列の形式。現在の儀礼食として
継承されている。

卓袱料理： 卓袱とはテーブルにか
ける布のことであり、そこから食卓
上の料理を意味するようになった。
食卓を囲んで大皿に盛られた料理を
取り分けて食べる料理。料理は獣鳥
魚介類と野菜を主に、油と香辛料を
使用した。

普茶料理： 中国の黄檗（おうば
く）僧がもち込んだ精進料理の一種。
料理はくずと油を多用した中国風で
あり、1つの食品をすべて残すこと
なく利用するよう工夫された料理。

飯と汁が出される**会席料理**が発展し、現在も宴会料理として進展し
ている。

　一方、鉄砲伝来（1543年）やキリスト教伝来（1549年）により南蛮
と称されたスペインやポルトガル船の渡来が盛んになり、南蛮の食
材や調理法を用いた料理が受容され、長崎を拠点に中国料理を日本
化した**卓袱料理**（図3-3）や中国精進料理を変容した**普茶料理**が出
現し、食卓を囲むスタイルがもち込まれた。

第2節　欧米型食生活

　明治時代以降、西欧諸国の文化を推奨し、外国の食材を取り入れ
た洋食文化が形成された。パン食が日常生活に定着し、日常食に欧
米型食生活が浸透した。戦後1950年代から1970年代にかけて、年
平均10％と高い経済成長率を維持し、産業技術革新の進行、流通
産業の発達、新たな経営管理方式が導入され、食生活は均一化した
味をもつ食品が浸透し、外食産業が拡大した。

1）西欧文化の普及

　明治政府（1868年）は富国強兵、殖産興業を国策とし、西欧文化
を積極的に導入した。軍隊の食事にも積極的に牛肉などを副食に取
り入れ、正式な晩餐会にもフランス料理を採用した。庶民の間では、
みそ・しょうゆ・ねぎ・豆腐など和食の食材や調味料を使用して、
「牛鍋」「すき焼き」の和洋折衷の調理形態が発展された。

　1871年、東京築地に精養軒ホテルが開店し、西洋料理が大衆化
し、1872年初めて**西洋料理書**が発行され、中流階層家庭の主婦を
ターゲットに料理雑誌「**料理の友**」など、多数出版されるようにな

西洋料理書： 翻訳料理として西洋
料理の書名が記されたわが国で初め
ての書籍として、「西洋料理指南」
敬学堂主人、「西洋料理通」仮名垣
魯文がある。これらの料理書は、内
容は植物性食品中心の菜（主菜・副
菜）のかわりに動物性食品を加える
ことを重視し、材料の分量や調理時
間を具体的に示した画期的なもので
あった。

料理の友： 1913年に創刊され、
日本女子大学校の笹木幸子、赤堀峯
吉、秋穂益実、中澤美代子など料理
学校校長や割烹料理担当者たちが担
当して、「日本料理」「西洋料理」な
どの食養生、衛生、食品の選択方法、
料理のつくり方について解説した家
庭の主婦を対象にした料理雑誌。

表 3-1　大工場の女工の食事

明治 34 年	朝		昼		夜	
	飯	副食物 ※1	飯	副食物	飯	副食物
5月28日 5月29日 5月30日 5月31日	下等白米	香の物たくあん	下等白米	さば 氷豆腐割菜 しび魚 ※2 豌豆	下等白米	青豆 若布 青豆 刻昆布揚豆腐

※1) 副食物：野菜の煮付けやみそ汁を主とし毎月1・2回くらい干物もしくは生魚を供す
※2) しび魚：まぐろの呼び名
出所）犬丸義一校訂、職工事情（上）、岩波書店、1998 年、p. 413 より引用改変

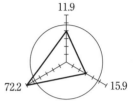

栄養研究所発表の経済栄養献立

朝食	甘藷のみそ汁（甘藷、みそ） 貝柱の佃煮（貝柱、砂糖、しょうゆ）
昼食	塩鮭の刺身（塩鮭、大根、酢、しょうゆ、砂糖） たけのこのすり揚げ（たけのこ、ごま油、小麦粉）
夕食	豚肉と野菜のカレー（豚肉、にんじん、馬鈴薯、小麦粉） たけのこのアチャラ漬け（わかめ、たけのこ、ヘッド、酢、砂糖、紅唐辛子）

P比（たんぱく質エネルギー比）
11.9

72.2　C比（炭水化物エネルギー比）　　15.9　F比（脂肪エネルギー比）

PFC 比率（P：13.0％、F：25.5％、C：61.5％）を 100 としたときの指数
五訂増補日本食品標準成分表から基準年齢区分＝18〜29 歳、女性、身長 150cm・体重 50kg
図 3-4　栄養研究所発表の経済栄養献立の PFC 比率
出所）江原絢子・石川尚子・東四柳祥子、日本食物史、吉川弘文館、2009 年、p. 247 より引用改変

った。その後、大正デモクラシーの自由な風潮により、都市部の一般家庭にはコロッケ、カツレツ、カレーライスなどの和風スタイルの「洋食」が普及した。

　一方、大工場で働く職工や女工などは過酷な労働を強いられ、農山村部では鉄道や道路の発達が遅れ、近代的な食生活はまだまだ一部分にすぎなかった（表3-1）。

　軍隊の食事は、健康を保持するため、栄養とバランスのよい食事が求められ、1921 年**国立栄養研究所**を設立し、栄養教育を実施した。毎日、新聞に発表した「栄養経済献立」は、屈強な体づくりのために、西洋の食材を取り入れた洋食スタイルの献立であった。しかし、**エネルギー摂取（PFC）比率**は炭水化物が約 70％を占め、主食中心の内容であった（図3-4）。

2）欧米型食生活の定着

　1945 年ポツダム宣言受諾後、食糧物資は不足し、1947 年、食糧難に陥っていた 300 万人の児童に対して**ララ物資**が支給され、パンとミルク（当初は脱脂粉乳）による学校給食が実施された。給食は学

国立栄養研究所：　1921 年佐伯矩（さいきただす）が初代所長として設立され、基礎研究部と応用研究部、調査部に分け、ビタミンの研究、新陳代謝研究などの研究を進め、一般に対しての栄養教育を実施し、栄養普及活動を担い、栄養学が発展するようになる。

エネルギー摂取（PFC）比率：　食事で摂取できるたんぱく質、脂質、炭水化物の摂取量が、その食事の総エネルギーに占める割合をそれぞれのエネルギー比（％）で表した値。P は Protein（たんぱく質）、F は Fat（脂質）、C は Carbohydrate（炭水化物）の頭文字を使用した和製造語。

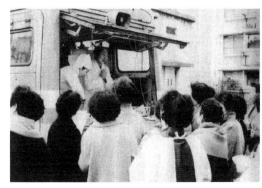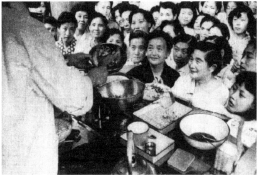

図3-5　キッチンカー（栄養改善運動車）

出所）鈴木猛夫、「アメリカ小麦戦略」と日本人の食生活、藤原書店、2003 年、p. 49

校給食法（1954 年）により教育の一環として位置づけられ、主食にパンを導入した。

　戦後 1956 年からは「栄養改善運動」の一環として、全国にキッチンカー（栄養改善運動車）（図3-5）を運行させ、家庭の主婦を対象に料理講習を実施した。キッチンカーでは、食材として小麦と大豆を必ず使用し、これまでの伝統的な日本型食生活を欧米化に転換させていった。キッチンカーで配布されたテキストをみると、食品名には「食パン」「マーガリンバター」「牛肉」などがあり、調理法には油を使った料理が掲載され、欧米型食生活は次第に国民の食生活に浸透していった。

3）外食産業の発展

　高度経済成長は、女性の社会進出などさまざまな形で生活様式に変化をもたらした。1951 年公営住宅法が公布され、寝食分離の工夫から、**ダイニングキッチン**が採用された公営住宅が登場し、電気冷蔵庫・自動式電気炊飯器、電子レンジなどの家電製品が販売された。また、低温輸送によるコールドチェーン化が発達し、1952 年東京都池袋の西武百貨店に初めて冷凍食品売場が登場し、家庭の食卓には新鮮な野菜や冷凍食品などが自由に手に入る時代となった（図3-6）。

　食品開発は、周年栽培や品質改良の技術革新が実現し、農作物の安定供給により、大量生産・大量消費の販売形態に移行した。1953 年に日本初のスーパーマーケット「紀ノ国屋」が東京都青山に、1974 年には、小売販売方式の**コンビニエンスストア**として東京都江東区にセブン–イレブンの第 1 号店が開店した。また、レトルト食品（1968 年）が販売され、1971 年には、**インスタント食品**として

ララ物資：　ララとは、Licensed Agencies for Relief of Asia の頭文字をとったアジア諸国救済組織のこと。アメリカの宗教団体や労働組合がつくった団体は、占領地住民の最低生活を維持し、疾病などを防止することを目的としたガリオア資金（占領地救済資金 Government and Relief in Occupied Areas）を日本に供与した。

ダイニングキッチン：　Dining Kitchen は、寝食分離、家族だんらん、椅子式スタイル、家事の合理化などを生かした新しいスタイルの台所。1955 年都市における住宅不足の解消を目指して、日本住宅公団が発足し、ダイニングキッチンを取り入れた住宅を建設した。

コンビニエンスストア（CVS）：CVS は若者から高齢者、主婦層など幅広い消費者を獲得し、POS システム（Point Of Sales System）を導入し、売上・在庫・商品管理を総合的に把握し、狭い面積、少ない人数で販売する小売店。

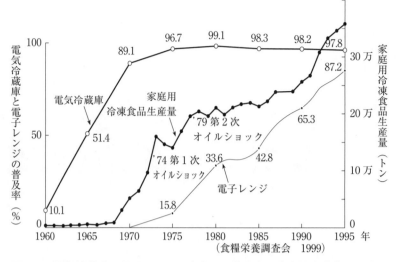

図3-6　電気冷蔵庫と電子レンジの家庭への普及率と家庭用冷凍食品生産量
　　　の推移

出所）石川寛子・江原絢子編著、近現代の食文化、弘学出版、2002年、p. 165

カップヌードルが販売され、ライフスタイルに合わせた新しい食品
が次々に開発され、外食産業は拡大した。

4）食の外部化

　経済成長は、外資系企業の進出を迎え、1970年万国博覧会（大
阪）にファーストフード（fast food）のチェーン店としてケンタッキ
ーフライドチキンが出店し、翌年にはマクドナルドが東京都銀座に
第1号店を開店した。さらに東京都国立市に「ドライブインスカイ

> **インスタント食品：**　凍結真空乾燥
> 技術の向上によって、1958年に初
> めてインスタントラーメン「日清チ
> キンラーメン」が発売され、その後、
> インスタントコーヒー、インスタン
> トみそ汁が発売されている。1971
> 年には、野菜なども入れたカップヌ
> ードルが販売された。

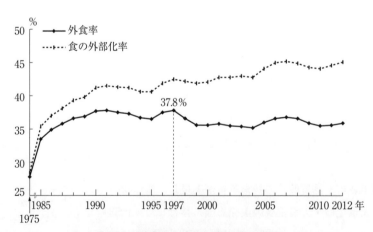

図3-7　外食率と食の外部化率の推移

注）外食率：食料消費支出に占める外食の割合
　　食の外部化率：外食率に惣菜・調理食品の支出割合を加えたもの
出所）財団法人食の安全・安心財団ホームページ（http://anan-zaidan.or.jp/）
　　より引用改変

ラーク」が開店しファミリーレストラン第1号店となった。

1980年代半ば以降、食生活が豊かになり「一億総グルメ」といわれ、グルメブームが到来し、外食率は1997年には37.8%とピークになった（図3-7）。外食は、朝昼夜の日常食のうちの一食として食するスタイルと非日常的に一家だんらんとして食を楽しむスタイルに区別され、マスメディアの情報は消費者の嗜好性を高め、食の外部化を進行させた。

しかし、経済成長が低迷する現在、食の外部化率は1990年以降横ばい状態が続いている。近年の外食はたんにおいしさや価格だけではなく、健康志向などさまざまな要因を背景に、見直されている。

第3節　食生活の現状

現在の食生活は、副食に中食（なかしょく）を調達し、外食産業に依存した簡便な食事様式が定着した。また、食の商品化が進み、ライフスタイルの多様化と連動し、これまでの食卓の風景は一変し、「孤食」「個食」「子食」という新たな食事形態が登場した（第2章、26頁参照）。このような食事形態は個人の嗜好性重視の食事内容となり、健康的な食生活に弊害をもたらしていると思われる。

1）食品の消費動向

家計調査による1世帯の消費支出をみてみると、1980年に比べ2013年は食料費が減少し、保健医療費が増加している（図3-8）。

食料費では、1980年と比較すると魚介類、肉類、乳卵類、野菜・海藻類、果物の支出は減少し、油脂・調味料、菓子類、調理食

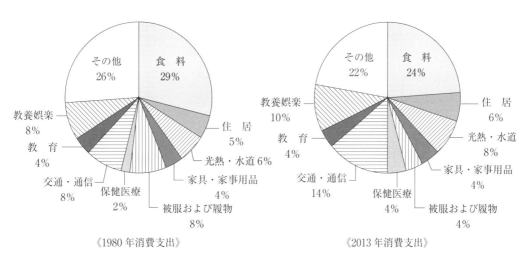

図3-8　1世帯当たり年平均1カ月間の支出 —2人以上の世帯（全国・人口5万以上の都市）
出所）総務省統計局、家計調査より引用改変

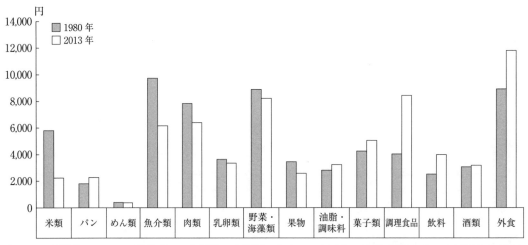

図3-9　食料費における1世帯当たり年平均1カ月間の支出—2人以上の世帯（全国・人口5万以上の都市）
出所）総務省統計局、家計調査より引用改変

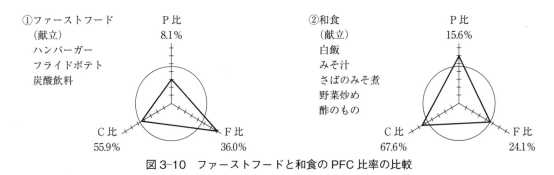

①ファーストフード
（献立）
ハンバーガー
フライドポテト
炭酸飲料

②和食
（献立）
白飯
みそ汁
さばのみそ煮
野菜炒め
酢のもの

図3-10　ファーストフードと和食のPFC比率の比較

品、飲料、酒類、外食は増加した（図3-9）。1世帯あたり年間の食料に占める米の支出金額の割合と購入数量の推移をみると、2013年の米の購入数量は1980年の約40％を示し、外食は約130％を示した。

　ファーストフードと和食のエネルギー摂取比率を比較すると、ファーストフードの脂質エネルギー比が36.0％、和食24.1％を示し、ミネラルやビタミン類は和食に比較して低い数値を示し、ファーストフードに依存した食事は、栄養バランスに偏りがみられた（図3-10）。調理食品・加工食品や外食に依存している食生活においては、個々のライフスタイルに適応した食事計画が重要である。

2）エネルギー摂取（PFC）比率

　厚生労働省「平成23年国民健康・栄養調査結果の概要」によると、たんぱく質エネルギー比（P比）14.6％、脂質エネルギー比（F比）26.2％、炭水化物エネルギー比（C比）59.2％を示した。1980年農政審議会は、適正なエネルギー摂取比率を示し、その数値と比較

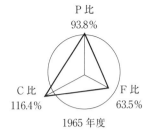
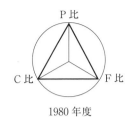
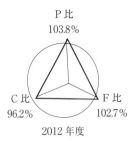

図3-11　わが国のPFC比率の推移（1980年度＝100）

注）P：Protein（たんぱく質）、F：Fat（脂質）、C：Carbohydrate（炭水化物）
　　数値は1980年度のPFC比率（P：13.0％、F：25.5％、C：61.5％）を100としたときの指数
出所）農林水産省、食料・農業・農林白書より作成

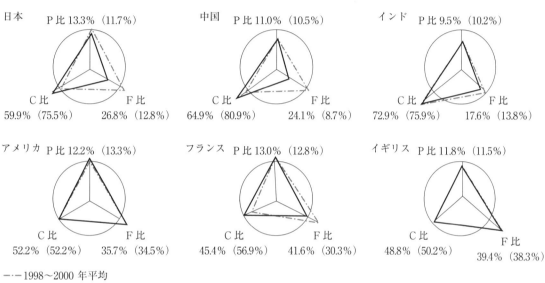

――1998～2000年平均
━━1961～1963年平均〔（　）内の数値〕

図3-12　諸外国のPFCエネルギー比率の比較

注）　適正比率は、中国・インドは日本のもの（適正比率＝P：F：C〔13：25：62〕）
　　　フランス・イギリスはアメリカのもの（適正比率＝P：F：C〔12：30：58〕）
資料）FAO、Food Balance Sheets 1961-1963 1998-2000 Average より作成
出所）社団法人日本植物蛋白食品協会ホームページより作成

すると、現在（2012年）はC比がわずかに低く、F比とP比が高い
割合を示している。脂質とたんぱく質の摂取割合が高い欧米化した
食生活は、伝統的な日本型食生活に改善する必要がある（図3-11）。
　先進諸国のエネルギー摂取比率をみると、F比が約35％以上を
示し、パン、牛乳、肉類、卵類、乳製品を組み合わせた食事は、肥
満を引き起こしている。一方アジア諸国では、1980年前後のエネ
ルギー摂取比率を比較すると、近代化による食の欧米化が進み、F
比が増加傾向を示した。米を主食とするアジア諸国は、欧米諸国に
比較して脂肪摂取量の少ない食事内容であったが、食の欧米化によ

り高脂肪食へと移行する状況が認められる（図3-12）。

3）食卓の変化

　近年、家族関係や子どもを取り囲む社会環境は悪化し、ひとり親や共働き家庭の増加にともない、家庭の役割が変化している。このような家庭環境の変化は食生活に深刻な問題を引き起こしている。

　20歳以上を対象にした内閣府の「食育に関する意識調査」（2011年12月）によると、平日に家族と一緒に食べる人の割合は、朝食63.7%、夕食81.7%を示し、休日は朝食72.8%、夕食87.6%を示した。また、厚生労働省の「平成23年国民健康・栄養調査結果の概要」による朝食欠食率の年次推移（2003〜2011年）をみると、増加傾向を示し、2011年は男性14.4%、女性11.1%を示した。コンビニエンスストアなどの普及により、弁当や調理済み食品を買って、職場や家庭にもち帰って食べる「中食」と呼ばれる食事形態が、日常化している。女性の社会進出や高齢者世帯の増加、単身世帯の増加などの変化に対応し、コンビニエンスストアの利用は、さらに拡大している。

　食生活の基盤である家庭の食事が、食の外部化・簡便化・多様化により、影響を受け、健康的な食生活が脅かされている。

第4節　食生活の改善

　わが国の食生活は、加工食品・調理済み食品を開発する食品業界に依存し、日常食のすべてを外食や中食で調達できるほど食環境の外部化が拡大している。その結果、食事の摂取エネルギーバランスが崩れ、健康水準は低下した。厚生労働省「人口動態統計」によると、現在わが国の死因の約半数が生活習慣病によるものである（図3-13）。

　外食産業の発展が招いた食の外部化・簡便化・多様化は、食文化の伝承を阻み、ハレ（非日常）とケ（日常）の食の区別を希薄にし、平準化した食生活を形成した。食生活の変化は、「食の安全・安心」「健康志向」の意識を向上させ、1980年代の日本型食生活を目指し、食生活が見直されている。外部化・簡便化した食環境のなかで、自然との共生の視点から、持続的発展的な食生活をライフスタイルに対応して営むことが求められている。

1）食育推進

　20歳以上を対象にした内閣府の「食育に関する意識調

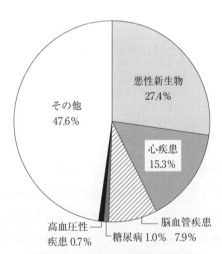

図3-13　日本人の死因別死亡率
　　　　（死亡総数に占める割合）
出所）厚生労働省、平成30年人口動態統計より作成

表 3-2　第 3 次食育推進基本計画の目標一覧

目標番号	具体的な目標値	現状値（2015 年度）	目標値（2020 年度）
1	食育に関心を持っている国民の割合	75.0%	90%以上
2	朝食又は夕食を家族と一緒に食べる「共食」の回数	週 9.7 回	週 11 回以上
3	地域等で共食したいと思う人が共食する割合	64.6%	70%以上
4	朝食を欠食する子供の割合	4.4%	0%
5	朝食を欠食する若い世代の割合	24.7%	15%以下
6	中学校における学校給食実施率	87.5%（2014 年度）	90%以上
7	学校給食における地場産物を使用する割合	26.9%（2014 年度）	30%以上
8	学校給食における国産食材を使用する割合	77.3%（2014 年度）	80%以上
9	主食・主菜・副菜を組み合わせた食事を 1 日 2 回以上ほぼ毎日食べている国民の割合	57.7%	70%以上
10	主食・主菜・副菜を組み合わせた食事を 1 日 2 回以上ほぼ毎日食べている若い世代の割合	43.2%	55%以上
11	生活習慣病の予防や改善のために、ふだんから適正体重の維持や減塩等に気をつけた食生活を実践する国民の割合	69.4%	75%以上
12	食品中の食塩や脂肪の低減に取り組む食品企業の登録数	67 社（2014 年度）	100 社以上
13	ゆっくりよく噛んで食べる国民の割合	49.2%	55%以上
14	食育の推進に関わるボランティア団体等において活動している国民の数	34.4 万人（2014 年度）	37 万人以上
15	農林漁業体験を経験した国民（世帯）の割合	36.2%	40%以上
16	食品ロス削減のために何らかの行動をしている国民の割合	67.4%（2014 年度）	80%以上
17	地域や家庭で受け継がれてきた伝統的な料理や作法等を継承し、伝えている国民の割合	41.6%	50%以上
18	地域や家庭で受け継がれてきた伝統的な料理や作法等を継承している若い世代の割合	49.3%	60%以上
19	食品の安全性について基礎的な知識を持ち、自ら判断する国民の割合	72.0%	80%以上
20	食品の安全性について基礎的な知識を持ち、自ら判断する若い世代の割合	56.8%	65%以上
21	推進計画を作成・実施している市町村の割合	76.7%	100%

査」（2011 年 12 月）によると、食育に関心をもっている国民の割合は、72.3%である。農林水産省の「我が国と食生活の現状と食育の推進について」（2012 年 2 月）によると、食育に関心のある理由として「子どもの心身の健全な発育のために必要だから」59.2%、「食生活の乱れが問題になっているから」55.5%、「生活習慣病の増加が問題になっているから」50.9%を示し、健康的な食生活を望む国民の意識が認められる。

食育推進活動として、食育基本法（2005 年）に基づき、2016 年から 2020 年の 5 年間を期間とする第 3 次食育推進基本計画が定められた（表 3-2）。

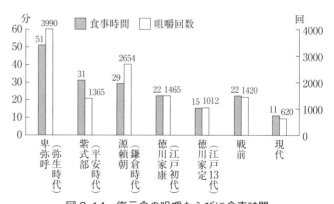

図 3-14　復元食の咀嚼ならびに食事時間

出所）齋藤滋、よく噛んで食べる—忘れられた究極の健康法、日本放送出版協会、2005 年より引用改変

２）食習慣の改善

１日の食事において、カルシウムだけが唯一不足している栄養素である。カルシウムは歯の寿命に深く関わり、「自分の歯でかめる」ことが肉体的寿命にも密接に関係している。また、咀嚼は歯の寿命を担う重要な役割を果たしている。しかし、ファーストフードであるハンバーガーなどはかみごたえの少ない食品であり、咀嚼回数を減少させている。咀嚼回数は、満腹中枢を刺激し食欲を抑制し、結果として肥満防止などの効果をもたらしている。齋藤滋の調査によると、現代の食事は咀嚼回数と食事時間とも減少している。健康的な食生活には、食卓を楽しみ、おいしさを楽しむためにしっかりかんでゆっくり食する習慣を取り戻すことが大切である（図3-14）。

３）食環境保全の取り組み

外食産業の発展は、解放経済体制を助長し、1973年為替の変動相場制への移行から貿易の自由化を進行させ、1993年には米の部分的自由化を含む農産物の自由化に合意している。このような農産物市場の開放は、わが国の食料自給率の低下を拡大させ、外国に依存する食生活をつくりあげた。

外国依存の食生活は、調理・加工などより多くのエネルギーを消費し、CO_2 を処理できず、環境負荷をもたらしている。このような環境負荷を検証する指標として、「**フードマイレイジ**」「**カーボンフットプリント**」「**バーチャルウォーター**」がある。

CO_2 排出量を減らすため、自然エネルギーを利用する循環型食生活が求められている。地域で生産したものを地域で消費する「地産地消」、動植物から生まれた再生可能な資源（バイオマス）の利用、食品ロスの削減、食品廃棄物の再利用（食品リサイクル）、スローフード運動などは、循環型食生活の基盤となる取り組みであり、積極的にライフスタイルに合わせて実践する行動力が重要である。

農林水産省では、食料自給率向上のために、「**フード・アクション・ニッポン**」を掲げ、生産者から消費者まで、関係者が連携し、「米粉倶楽部」「ごはん食推進活動」などの取組みを推進している。生産者、食品製造事業者、流通業者、学校、行政等の関係者が「推進パートナー」として参加し、2014年8月8064社である。

●引用・参考文献
安達巖、新装　日本型食生活の歴史、新泉社、2004年
石川寛子・江原絢子編著、近現代の食文化、弘学出版、2002年
石川寛子編、食生活と文化、弘学出版、1988年
犬丸義一校訂、職工事情（上）、岩波書店、1998年
今井勝行・磯部由香、食の視点—日本人の食生活を考える、文理閣、2009年

フードマイレイジ： 食料の輸送による環境負荷を食料の重さ（トン）と輸送距離（キロメートル）の積で示す。イギリスの市民運動から生まれた概念。できるだけ近場のものを食べるという趣旨であり、賛同者をアメリカでは「ロカボア（locavore）」、日本では「地産地消派」と呼ぶ。

カーボンフットプリント： 略称CFP（Carbon Footprint of Products）。商品の原材料調達から廃棄・リサイクルにいたるライフサイクル全体を通して排出される温室効果ガスの排出量を CO_2 に換算して、商品にわかりやすく表示する仕組み。日本では2010年イオンが国内初のカーボンフットプリント付野菜を発売した。

バーチャルウォーター： ロンドン大学東洋アフリカ学科名誉教授のアンソニー・アランが紹介した食料の輸入は、形を変えて水を輸入しているという概念。食料を輸入している国（消費国）において、もしその輸入食料を生産するとしたら、どの程度の水が必要かを推定したものである。

フード・アクション・ニッポン：
FOOD ACTION NIPPON
〈食料自給率向上のための5つのアクション〉
1. 「いまが旬」の食べものを選びましょう
2. 地元でとれる食材を日々の食事に生かしましょう
3. ごはんを中心に、野菜をたっぷり使ったバランスのよい食事を心がけましょう
4. 食べ残しを減らしましょう
5. 自給率向上を図るさまざまな取り組みを知り、試し、応援しましょう

江原絢子、家庭料理の近代、吉川弘文館、2012 年

江原絢子・東四柳祥子、近代料理書の世界、ドメス出版、2008 年

江原絢子・石川尚子・東四柳祥子、日本食物史、吉川弘文館、2009 年

江原絢子・石川尚子編著、日本の食文化―その伝承と食の教育、アイ・ケイコーポレーション、2009 年

遠藤金次・橋本慶子・今村幸生編、食生活論、南江堂、1997 年

大久保洋子、江戸の食空間―屋台から日本料理へ、講談社学術文庫、2012 年

岡田康博監修、さんまる探訪―三内丸山遺跡ガイドブック、企画集団ぷりずむ、2008 年

金関恕監修、卑弥呼の食卓、吉川弘文館、1999 年

川端晶子・大羽和子・森髙初惠編著、時代とともに歩む新しい調理学、学建書院、2012 年

小峰隆夫編、ビジュアル日本経済の基本（第 4 版）、日本経済新聞出版社、2010 年

齋藤滋、よく噛んで食べる―忘れられた究極の健康法、日本放送出版協会、2005 年

鈴木猛夫、「アメリカ小麦戦略」と日本人の食生活、藤原書店、2003 年

独立行政法人国立健康・栄養研究所監修、食生活指針、第一出版、2003 年

内閣府、平成 24 年版食育白書

長尾慶子編著、調理を学ぶ、八千代出版、2009 年

「日本の食生活全集東京」編集委員会代表　渡辺善次郎・本橋到編、聞き書東京の食事、日本の食生活全集 13、社団法人農山漁村文化協会、1988 年

日本の料理―探求ニッポンの食卓、淡交別冊（愛蔵版）、淡交社、1996 年

原田信男編、日本ビジュアル生活史　江戸の料理と食生活、小学館、2004 年

原田信男、日本人はなにを食べてきたか、角川学芸出版、2010 年

細井和喜蔵、女工哀史、岩波文庫、1980 年

真鍋久、日本型食生活を科学する―伝統的和食の効用、信山社、2003 年

三菱総合研究所監修、2030 年の「食と農」を考える、三菱総研の総合未来読本 Phronesis、丸膳プラネット、2010 年

渡辺実、日本食生活史、吉川弘文館、2007 年

財団法人食の安全・安心財団ホームページ

第4章　ライフステージと食生活

第1節　妊娠期・授乳期

1）妊　　娠

　妊娠は受精卵が子宮内膜に着床することにより始まり、受精卵が成長し胎児として発育し分娩するまでをいう。妊娠期は最終月経日から起算して約280日で、28日を妊娠歴1カ月とし、全10カ月、40週である。妊娠14週未満を妊娠初期、妊娠14～27週6日までを妊娠中期、28週（8カ月）以降を妊娠後期という。妊婦が適切なエネルギーと栄養素を摂取することにより、胎児が発育し、健康な児の誕生となる。

2）妊娠期の母体の変化

　妊娠期の体重増加は、胎児重量に加えて胎盤と羊水の重量、母体の血液や組織液、子宮や乳房などの母体貯蔵組織などの増加、脂質およびたんぱく質の貯蔵による。母体腹部、背部などに増加した皮下脂肪が妊娠と授乳に向けてエネルギー備蓄の役割を果たす。妊娠期を経て分娩にいたるには妊婦の栄養状態が適正に保たれていることが必要である。栄養状態の評価の1つとして体重管理がある。適正な出生体重を目的として厚生労働省はふつうの体格である妊婦（BMI 18.5以上25.0未満）の体重増加を7～12kgとしている（表4-1）。

　妊娠期にみられる栄養状態に影響を及ぼす変化として妊娠初期に**つわり**があり、重症のものを悪阻（おそ）という。嘔吐や胸やけなどにより食欲不振の症状が出現するが妊娠中期以降には改善される。妊娠後期になると、子宮の増大により胃が押し上げられ腸管が圧迫され、胃腸の運動性が低下するなどして胃がもたれるなどの症状が現れる。また水分の再吸収が増大するため便秘になりやすい。

3）胎児の発育

　胎児の成長、母体に関する表を表4-2に示す。

> **つわり：**　妊婦の50～80％にみられる。

表4-1　体格区分　妊娠全期間を通しての推奨体重増加量

体格区分	推奨体重増加量
低体重（やせ）：BMI 18.5未満	9～12kg
ふつう：BMI 18.5以上25.0未満	7～12kg[注1]
肥満：BMI 25.0以上	個別対応[注2]

・体格区分は非妊娠時の体格による。
・BMI（Body Mass Index）：体重（kg）/身長（m）^{2}
注1）体格区分が「ふつう」の場合、BMIが「低体重（やせ）」に近い場合には推奨体重増加量の上限側に近い範囲を、「肥満」に近い場合には推奨体重増加量の下限側に近い範囲を推奨することが望ましい。
　2）BMIが25.0をやや超える程度の場合は、おおよそ5kgを目安とし、著しく超える場合には、他のリスク等を考慮しながら、臨床的な状況を踏まえ、個別に対応していく。
出所）「健やか親子21」推進検討会（食を通じた妊産婦の健康支援対策方策研究会）、妊産婦のための食生活指針―「健やか親子21」推進検討会報告書、2006年、p. 63

表 4-2　妊娠中の母体の変化と胎児の発育

妊娠週	0	1	2	3	4	5	6	7	8	9	10	11	12	13	14	15	16	17	18	19
妊娠月	1				2				3				4				5			
胎児の発育と母体腹部の変化																				
胎児					身長約 2cm 体重約 4g 体の各器官の形成が始まる				身長約 9cm 体重約 30g 人間らしい顔つきになって、四肢の区別ができる				身長約 15cm 体重約 120g 髪の毛が生え始め、身長が伸び始める				身長約 25〜26cm 体重約 300g 胎盤が完成する			
母体	最終月経第 1 日				月経が止まる 基礎体温は高温が続く								基礎体温が下がり出産までは低温相になる				下腹がやや目立つようになる			

妊娠週	20	21	22	23	24	25	26	27	28	29	30	31	32	33	34	35	36	37	38	39
妊娠月	6				7				8				9				10			
胎児の発育と母体腹部の変化																				
胎児	身長約 30cm 体重約 600g 皮膚にしわが出てきて、手指に爪が生え、まつ毛がはっきりしてくる				身長約 35cm 体重約 1000g 耳が聞こえるようになり、足指にも爪が生える				身長約 40cm 体重約 1600g 皮下脂肪が増え始め、おなかのなかでの位置がほぼ定まる				身長約 45cm 体重約 2400g 体が丸みをおびてきて、各臓器の機能がほぼ成熟に近づく				外形上の発育は完了			
母体	ほとんどの人が胎動を感じる				足にむくみが現れやすい				妊娠線が出てくる				心臓や胃が圧迫される				子宮の位置は下がり、おなかが前につき出る			

出所）公益財団法人母子衛生研究会、妊娠・出産の情報　妊娠中の母体の変化と胎児の発育より引用作成
http://www.mcfh.or.jp/jouhou/fukudokuhon/content_1.html

胎児の発育は初期のうちは比較的緩やかで中期以降に胎児の骨格・筋肉が発達し急速に進行する。妊娠した母体は胎児の発育と出産にそなえて全身が変化する。胎児の体重は妊娠 15 週末には 120g、27 週末には 1000〜1200g、40 週末では 3000〜3500g にまで成長する。

4）妊娠期の体重管理と食生活

妊娠期には、母体への栄養供給と胎盤を経て胎児の発育に必要な栄養素の供給が必要であるため、内分泌環境が大きく変化し、基礎代謝量が増加する。妊娠にともない**分娩・産褥**（さんじょく）が起こるため母体代謝の変化があるということと、児の正常な発育のために必要な栄養を供給しなくてはならない。

妊産婦は食事摂取基準（資料編参照）に準じて、必要量を満たすエネルギーと栄養素を摂取する。食事摂取基準では、非妊娠時よりも

分娩： 胎児と、卵膜、羊水、胎盤などの付属物が排出されることを分娩という。

産褥： 妊娠や分娩により変化した母体が妊娠前の状態に復帰する期間をいう。2 カ月程度を要する。全身的な回復を含めて 1 年程度を産褥期としている場合もある。

表 4-3　妊産婦のための食生活指針

・妊娠前から、健康な体づくりを
・「主食」を中心に、エネルギーをしっかりと
・不足しがちなビタミン・ミネラルを、「副菜」でたっぷりと
・体づくりの基礎となる「主菜」は適量を
・牛乳・乳製品などの多様な食品を組み合わせて、カルシウムを十分に
・妊娠中の体重増加は、お母さんと赤ちゃんにとって望ましい量に
・母乳育児も、バランスのよい食生活のなかで
・たばことお酒の害から赤ちゃんを守りましょう
・お母さんと赤ちゃんの健やかな毎日は、体と心にゆとりのある生活から生まれます

出所)「健やか親子 21」推進検討会（食を通じた妊産婦の健康支援方策研究会）、妊産婦のための食生活指針─「健やか親子 21」推進検討会報告書、2006 年
http://www.mhlw.go.jp/houdou/2006/02/h0201-3a.html

多く摂取する必要があるエネルギーやたんぱく質などの栄養素には付加量が設定されている。葉酸（資料編：表 12、表 20 参照）の摂取不足により、二分脊椎症（に ぶんせきついしょう）が報告されているため、妊婦では 200μg/日が付加量として設定されている。妊婦の健康維持のために、厚生労働省が「妊産婦のための食生活指針」（表 4-3）を作成し公表している。

> 二分脊椎症：　本来、脊椎骨のなかに納まっている脊髄（脳からの命令を伝える神経組織の束）が、脊椎骨が形成不全となるためさまざまな神経障害が起きる神経管閉鎖障害である。

5）妊娠期・授乳期の栄養と食事

　妊娠期の母体の栄養状態は、胎児の発育のみならず出生後の乳児の発育、幼児期、学童期、思春期さらに生涯にわたっての健康維持にまで影響を与えるため、必要なエネルギーと栄養素を不足することなく摂取する必要がある。たんぱく質は母体と胎児の組織の合成のために重要で、たんぱく質必要量は妊娠期間を通して増大するため、妊娠中期と後期には、推定平均必要量および推奨量に付加量がある。妊娠期の脂質は生理的に初期から中期にかけては脂肪同化、末期には脂肪異化となるが、脂肪エネルギー比率は非妊娠時と同じく 20〜30% である。アラキドン酸や DHA は神経組織の重要な構成物質であり妊娠期には胎児神経組織の器官形成のためにより多くの n-3 系脂肪酸が必要であるため、目安量として 1.8g/日と定められた。ビタミン B_1、B_2、ナイアシン、ビタミン B_6、葉酸、ビタミン B_{12}、ビタミン C は、中枢・末梢神経の機能維持や正常な発育、生殖作用や代謝に必要な因子である。葉酸は妊娠期に必要量を顕著に増大させ、さらに、妊娠初期の葉酸の十分な摂取は胎児神経管閉鎖障害のリスクを低減させることから、妊娠期の付加量（推奨量）は 240μg/日である。妊娠期には胎児の成長にともなう鉄備蓄や臍帯・胎盤中への鉄貯蔵、赤血球の膨張による鉄需要の増加分より鉄の必要量が計算され、妊娠各時期（初期・中期・後期）の付加量が設定されている。必要量を満たすエネルギーとたんぱく質摂取量、ミ

ネラルおよびビタミン量は、正常妊婦の場合には資料編に示す非妊娠女性の食事摂取基準に補足的栄養素を加えた日本人の食事摂取基準に基づいた妊産婦の食事摂取基準を参照されたい。

妊娠前半期までは、エネルギーと栄養素の摂取不足とならないように、主食、主菜、副菜を組み合わせて食事のバランスを整えることが必要である。また①味つけを薄味にし、塩分の過剰摂取を避ける、②毎食、良質のたんぱく質をとる、③カルシウムや鉄が不足しないように牛乳、乳製品、小魚、海藻類、小松菜などをとる、などの注意が必要である。

妊娠後半期には、むくみ、高血圧などが起きやすく、妊娠高血圧症候群（後述6）になる可能性が高いため、食事内容は塩分を控えて、良質のたんぱく質を毎食とり、食事のバランスによりいっそう注意を払う必要がある。

授乳期には母体回復と母乳分泌のために十分に栄養をとることが必要になる。そのため、食事摂取基準ではエネルギー、たんぱく質、ビタミンA、B_1、B_2、ナイアシン、ビタミンB_6、B_{12}、葉酸、ビタミンC、鉄、亜鉛、銅、ヨウ素、セレン、モリブデンには付加量が設定されている。

飲酒によるアルコールとコーヒーなどのカフェインは乳汁に移行する。また服薬により薬剤が乳汁へ移行することや、喫煙により母乳中のニコチン濃度が上昇することが報告されている。

授乳期は産後の母体回復と母乳分泌の時期である。分娩後、乳児が哺乳することで**プロラクチンとオキシトシン**の分泌が高まり、母乳の分泌が促進されるほかに、乳児に最適な成分組成で代謝負担が少ないことや感染症の発症や重症度の低下の利点もある。授乳については、近年では出産直後の不安が高くその訴えも多様であること、離乳食の開始・進行との関わりが深いことなどを踏まえ、保健医療従事者が望ましい支援のあり方を共有し一貫した支援を提供するために、「授乳・離乳の支援ガイド」が策定され、妊娠期からの授乳等の支援のポイントが示されている（表4-4）。

> **プロラクチンとオキシトシン：** 乳児の乳頭吸引刺激を受けることにより、乳汁分泌作用をもつプロラクチンが下垂体前葉から、また、出産時の子宮収縮や授乳時の乳汁の分泌を促すオキシトシンが下垂体後葉から分泌される。

表4-4　離乳等の支援のポイント

- 母子にとって母乳は基本であり、母乳で育てたいと思っている人が無理せず自然に実現できるよう、妊娠中から支援を行う。
- 妊婦やその家族に対して、具体的な授乳方法や母乳（育児）の利点等について、両親学級や妊婦健康診査等の機会を通じて情報提供を行う。
- 母親の疾患や感染症、薬の使用、子どもの状態、母乳の分泌状況等の様々な理由から育児用ミルクを選択する母親に対しては、十分な情報提供の上、その決定を尊重するとともに、母親の心の状態に十分に配慮した支援を行う。
- 妊婦及び授乳中の母親の食生活は、母子の健康状態や乳汁分泌に関連があるため、食事のバランスや禁煙等の生活全般に関する配慮事項を示した「妊産婦のための食生活指針」を踏まえた支援を行う。

出所）厚生労働省、授乳・離乳の支援ガイド（2019年改訂版）(6) 離乳等の支援のポイントより妊娠期のみ抜粋
http://www.mhlw.go.jp/content/11908000/000496257.pdf

6）妊娠中の症候および胎児に及ぼす影響

（1）**妊娠高血圧症候群**　　日本産科婦人科学会では妊娠高血圧症候群を「妊娠時に高血圧を認めた場合とする」と定義し、表4-5のように妊娠高血圧症候群は、妊娠高血圧腎症、妊娠高血圧、加重型妊娠高血圧腎症、高血圧合併妊娠に病型分類している。妊娠高血圧症候群は、35歳以上で発症率が高くなり、40歳以上になるとさらに危険度が高まる。重症化すると肝機能障害、呼吸器循環障害および中枢神経の異常や致死的な多臓器障害になることがある。日本産婦人科学会では、症状にあわせて塩分や水分、たんぱく質摂取量などについて栄養管理指針を定めている。

（2）**妊娠貧血**　　妊娠期には母体の循環血漿量が増加することと、母体自身の反応性赤血球産生増加と胎盤を介する胎児への鉄供給のため鉄の必要量が増えることにより鉄欠乏状態となりやすい。貧血を予防するためには鉄を多く含む食品を積極的に摂取することが必要である。鉄を多く含む食品については資料編（表22）に示す。

貧血と診断された場合には、医師による鉄剤の経口投与や食事療法となる。食事療法では、鉄の吸収のよいヘム鉄を含む赤身の肉、魚介類、卵類などの摂取や鉄を**吸収しやすい鉄**（第1章、10頁参照）に変える還元作用があるビタミンCの積極的な摂取を推奨する。鉄の吸収の阻害因子としては、タンニン（お茶）、フィチン酸（穀類の外皮）などがあり、摂取を控えるなど量やタイミングを考慮する必要がある。

表4-5　妊娠高血圧症候群の病型分類

妊娠高血圧腎症	①妊娠20週以降に初めて高血圧が発症し、かつ、たんぱく尿を伴うもので、分娩12週までに正常に復する場合 ②妊娠20週以降に初めて発症した高血圧に、たんぱく尿を認めなくても以下のいずれかを認める場合で、分娩12週までに正常に復する場合 　ⅰ）基礎疾患のない肝機能障害（肝酵素上昇【ALTもしくはAST>40IU/L】．治療に反応せず他の診断がつかない重度の持続する右季肋部もしくは心窩部痛） 　ⅱ）進行性の腎障害（Cr>1.0mg/dL．他の腎疾患は否定） 　ⅲ）脳卒中、神経障害（間代性痙攣・子癇・視野障害・一次性頭痛を除く頭痛など） 　ⅳ）血液凝固障害（HDPに伴う血小板減少【<15万／μL】・DIC・溶血） ③妊娠20週以降に初めて発症した高血圧に、たんぱく尿を認めなくても子宮胎盤機能不全（胎児発育不全【FGR】、臍帯動脈血流波形異常、死産）を伴う場合
妊娠高血圧	妊娠20週以降に初めて高血圧が発症し、分娩12週までに正常に復する場合で、かつ妊娠高血圧腎症の定義に当てはまらないもの
加重型妊娠 高血圧腎症	①高血圧が妊娠前あるいは妊娠20週までに存在し、妊娠20週以降にたんぱく尿、もしくは基礎疾患のない肝腎機能障害、脳卒中、神経障害、血液凝固障害のいずれかを伴う場合 ②高血圧とたんぱく尿が妊娠前あるいは妊娠20週までに存在し、妊娠20週以降にいずれかまたは両症状が増悪する場合 ③たんぱく尿のみを呈する腎疾患が妊娠前あるいは妊娠20週までに存在し、妊娠20週以降に高血圧が発症する場合 ④高血圧が妊娠前あるいは妊娠20週までに存在し、妊娠20週以降に子宮胎盤機能不全を伴う場合
高血圧合併妊娠	高血圧が妊娠前あるいは妊娠20週までに存在し、加重型妊娠高血圧腎賞を発症していない場合

出所）日本産科婦人科学会　妊娠高血圧症候群　新定義・臨床分類（2018年3月）を基に作成

（3）**妊娠糖尿病**　　妊娠糖尿病は、妊娠中に初めて発見または発症した糖尿病にいたっていない糖代謝異常である。妊娠中に発見される糖代謝異常には、①妊娠糖尿病 gestational diabetes mellitus（GDM）、②妊娠時に診断された明らかな糖尿病 overt diabetes in pregnancy の 2 つがある。日本糖尿病・妊娠学会では、妊娠糖尿病には、妊娠時に診断された明らかな糖尿病は含めないとしている。

（4）**そ　の　他**

①　細菌やウイルス：人に**感染症**を引き起こす細菌やウイルスには、妊婦が感染すると妊娠の経過や胎児に影響を与えるものがある。リステリアは生チーズなど滅菌消毒されていない乳製品や生ハムなどにみられることがある。妊娠中に感染すると胎児は敗血症や髄膜炎を起こすことがある。トキソプラズマは、加熱不十分な肉や洗っていない果実や野菜でみられることがあり、妊娠中にこのトキソプラズマに感染した場合、出生後に目や耳が不自由になったり、精神的発達の遅れがみられたりすることがある。妊婦にとって心配な感染症の 1 つに風疹がある。胎盤を通して感染し、妊娠 3〜20 週までの間に感染すると、出生後に障害をもつことがある。

妊娠している母親が**被曝**した場合には、その胎児に障害が現れることがある。これを胎児被曝といい、被曝の起こった胎生時期により出現する障害が異なる。妊娠 4〜8 週の器官形成期に被曝するとその形成途中の器官に奇形を発生する可能性があり、妊娠 8〜15 週では重度精神遅滞、16〜25 週では軽度の精神発達遅滞が知られている。

②　アルコール：妊娠期の飲酒量が多くなるほど**胎児アルコール症候群**の発症頻度が高くなる。妊婦の 1 日のアルコール摂取量が 90mL 以上での胎児奇形の発生だけでなく、コップ 1 杯以上程度での胎児先天異常も報告されているため、妊娠中はアルコールを摂取しないことが望ましい。

③　カフェイン：カフェインの摂取は、カフェインとしての摂取量が 100〜500mg/日以上（コーヒー浸出液 150mL　2〜9 杯/日以上）になると、妊娠初期の自然流産のリスクが増大すると報告されている。妊娠期に多量のカフェインを摂取することは避けたほうがよい。

④　メチル水銀：多くの魚介類は健康に害を及ぼさない程度の微量の水銀を含有している。しかし、一部の魚介類については、自然界の食物連鎖を通じて水銀濃度が高くなるものもある。厚生労働省は「これまで収集されたデータから、バンドウイルカについては、

感染症：　ウイルスや細菌が体内に入ることを感染といい、感染により発熱や発疹などの症状があることを感染症という。

被曝：　放射線や化学物質にさらされること。

胎児アルコール症候群：　妊娠中に多量に飲酒した場合、生まれた子どもが外見的な特徴、発育の遅れ、中枢神経の問題を有する先天性疾患。日本では 1991 年に、1000 人に 0.1〜0.05 人と推定（田中晴美ら）されている。

1回 60〜80g として 2 カ月に 1 回以下、ツチクジラ、コビレゴンドウ、マッコウクジラおよびサメ（筋肉）については、1 回 60〜80g として週に 1 回以下にすることがのぞましい。また、メカジキ、キンメダイについては、1 回 60〜80g として週に 2 回以下にすることがのぞましい」と通知している。

⑤　喫煙：喫煙する妊婦はしない妊婦より**低出生体重児**を出産する率が高い。副流煙による受動喫煙の影響もあるため家族の喫煙にも注意が必要である。

⑥　服薬：薬剤の影響は、胎児の発育段階によって異なる。受精から 2 週間目までは薬剤が胎児に、後に残るような影響は及ぼさないといわれている。受精後 2 週間、すなわち妊娠 2 カ月の初めから妊娠 4 カ月までは胎児の器官形成期であり、中枢神経や心臓などの重要臓器が発生・分化する。胎児がもっとも敏感な時期である。薬物には胎盤透過性があるものが存在するため、服薬する際には医師の指示のもと注意が必要である。

⑦　労働環境：勤労の条件によって異常の発生頻度が異なる。これまでに中腰や立ち仕事と妊娠高血圧症候群、深夜労働と低出生体重児、混雑した乗り物での通勤と妊娠悪阻などの相関が報告されている。

> **低出生体重児の区分：** 出生体重 2500g 未満を低出生体重児、1500g 未満を極低出生体重児、1000g 未満を超低出生体重児と呼ぶ。また、妊娠 37 週未満で生まれた場合、早産児と呼ぶ。

第 2 節　乳　児　期

1）乳児の発育と栄養

　誕生から 1 カ月を新生児期、1 歳までを乳児期といい、身体の発育がもっとも著しい期間である。この 1 年で身長は約 1.5 倍、体重は約 3 倍に増加する（表4-6）。そのため必要なエネルギーや栄養素量も多く、不足した場合、身体だけでなく脳や精神発達に及ぼす影響も大きいことから、とくに注意しなくてはならない。また、消化器官が未熟であることや感染に対して抵抗力も弱いので、適切な内容とし衛生面の配慮が十分なされることが必要である。乳児期の前半は乳汁のみの栄養法であるが、後半は固形の食物への切り替えを

表 4-6　体重と身長の増加の目安（乳幼児期）

		出生時	3 カ月	1 歳	2 歳	4 歳	5 歳
体　重	出生時に対する比率	1	2	3	4	5	6
	（kg）	3	6	9	12	15	18
身　長	出生時に対する比率	1	1.2	1.5	1.8	2	2.2
	（cm）	50	60	75	87	100	108

出所）厚生労働省、平成 22 年乳幼児身体発育調査結果より作成

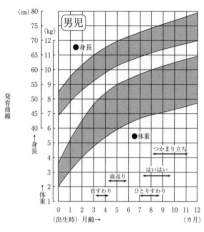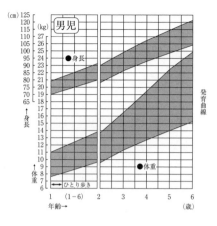

図 4-1　乳幼児身体発育曲線（身長、体重〔男児〕）

出所）厚生労働省、母子健康手帳省令様式より引用

行う離乳食が与えられる。

　子どもの発育は栄養状態に大きく影響されるが、もともと個人差がある。体重、身長、胸囲、頭囲を計測し**乳幼児身体発育曲線**にあてはめて 3 パーセンタイルから 97 パーセンタイルまでの帯から大幅にはずれることがなければ正常範囲とされる。図 4-1 に乳幼児（男児）の身長と体重の発育曲線を示した。

　また、3 カ月以降の乳幼児については**カウプ指数**を用い栄養状態を判定することもできる（第 2 章、27 頁参照）。

2）摂食機能の発達

　生まれて間もない乳児が母乳を飲めるのは生まれながらにそなわった**哺乳反射**による。この時期に口に乳首以外のものを入れると舌で押し返す提舌反射がみられるため、スプーンなどにより哺乳させることはできない。生後 3 カ月ごろになると、乳児が随意に飲むことができるようになることから、哺乳量を調節しながらの遊び飲みなどもみられるようになる。さらに哺乳反射や提舌反射は 4〜5 カ月で自然に消失し、口唇を閉じることができるようになるので、離乳食を開始する。舌やあごを上下左右へ自由に動かすことができるようになる 1 歳くらいでは、固形食をうまくかんで唾液と混ぜ合わせ飲み込むことができるようになる。

　乳歯は生える順序も時期も個人差が大きいが、6〜8 カ月ごろから生え始め、3 歳ごろには乳臼歯も含め 20 本の乳歯も生え揃うことが多い（図 4-2）。すべての乳歯が生え揃ってもかむ力は未熟であるので、食事内容などに配慮し、かむ力がつくようにしていかなければならない。6 歳ごろから永久歯への生え変わりが始まる。乳歯

> **乳幼児身体発育曲線：**　厚生労働省が行う乳幼児の身体発育状態の調査をもとに、全体を 100 としたとき小さいほうから何番目かを示すパーセンタイルが用いられている。母子健康手帳には 3 パーセンタイルから 97 パーセンタイル曲線の帯で示されており、計測値がこの帯に入っていれば正常範囲と評価される。

> **哺乳反射：**　哺乳動作は、原始反射により行うことができる。探索反射（口のまわりに何か触れるとそちらを向いて開口する）、捕捉（ほそく）反射（乳首が口に入るとそれを捉え保持する）、吸啜（きゅうてつ）反射（舌を使って乳頭を吸う）、嚥下反射（乳汁を飲み込む）という 4 つの哺乳反射により哺乳が可能となる。

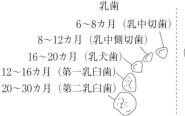

乳歯
6～8カ月（乳中切歯）
8～12カ月（乳中側切歯）
16～20カ月（乳犬歯）
12～16カ月（第一乳臼歯）
20～30カ月（第二乳臼歯）

永久歯
6～8年（中切歯）
7～9年（側切歯）
9～13年（犬歯）
9～12年（第一小臼歯）
10～14年（第二小臼歯）
5～8年（第一大臼歯）
10～14年（第二大臼歯）
16～40年（第三大臼歯）

図4-2　乳歯・永久歯の生える年齢

出所）飯沼一宇ほか編、小児科学・新生児学テキスト、診断と治療社、2007年、p.9より引用改変

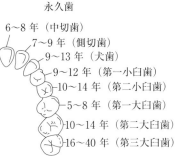

図4-3　胃の形状

の虫歯は永久歯の歯並びなどにも影響する。またしっかりかむ力をつけていくためにも虫歯をつくらないよう歯磨きを習慣化することも必要である。

　乳児の胃の形は大人のように湾曲がみられず入口の噴門や十二指腸へつながる出口の幽門部分の作用が十分でない（図4-3）。このため授乳後に乳汁が逆流する溢乳や吐乳が起きることがある。容量も新生児約50mL、3カ月140～170mL、1歳370～460mL、5歳700～850mLと大人の3000mLに比べ格段に小さい。

3）乳汁栄養の特徴

　生後5～6カ月までは、母乳のみを与える母乳栄養、育児用ミルクのみを与える人工栄養または母乳と育児用ミルクを併用する混合栄養のいずれかの栄養法が行われる。

　（1）母乳栄養　　母乳は乳児を育てていくのに最適な栄養源であり母乳育児が推進されている。次のような利点をあげることができる。

　①　**感染抑制物質**を多く含むため乳児の感染予防に役立つ。

　②　やわらかくきめの細かい**ソフトカード**を形成するなど、栄養素の消化吸収がよい。

　③　子どもの消化・吸収力に合った最適な成分組成である。

　④　牛乳アレルギーを起こしにくい。

　⑤　良好な母子関係の形成に役立ち、情緒安定につながる。

　⑥　オキシトシンによる子宮収縮が促され、母体の回復を促進する。

　⑦　肥満や2型糖尿病のほか、アレルギー疾患や自己免疫疾患の発症率も人工栄養児に比べ低いといわれている。

　○母乳の分泌機構　　母乳の生成と分泌には**プロラクチン**と**オキ**

感染抑制物質：　母乳中には免疫グロブリンやラクトフェリン、リゾチームなどの感染抑制物質が豊富に含まれており、乳児の感染症予防に役立っている。ことに免疫グロブリンA（IgA）は母乳に多く、腸管での感染防御を行っており、人工乳には添加することができていない。

ソフトカード：　乳汁中のたんぱく質が酸により凝固したものをカードという。牛乳中に多く含まれているたんぱく質（カゼイン）は胃酸によりきめのあらい硬いカード（ハードカード）をつくり消化性が悪いが、母乳は乳清たんぱく質が多く、やわらかいカード（ソフトカード）をつくり消化吸収がよい。

シトシン（66頁解説参照）というホルモンが関わっている。これらのホルモンは母親が乳児の吸啜刺激を受けることにより分泌される。このため出産直後30分以内に乳児を抱き乳首を吸わせること、さらに24時間以内に7回の授乳を行うことが母乳分泌を良好にし、母乳育児の成功につながるといわれている。

　母乳の成分は分娩後日数が経つにつれ変化していく。分娩から4〜5日ごろまでに分泌される初乳はたんぱく質が多く、またカロテンが多いため粘度が高く黄色みを帯びている。分泌量は少ないが感染抑制物質を多く含んでいるのでできるだけ与える。

　平成17年乳幼児栄養調査結果では、妊娠中はほとんどの母親が母乳で育てたいと思っていたが、母乳の分泌量の問題などから、実際には母乳栄養のみで育てている人は38％と少なくなっている。精神的な不安やストレスはオキシトシンの分泌に影響を与えるので、母乳の分泌が高まるように「授乳・離乳の支援ガイド」（厚生労働省）を参考に、母親がゆっくりと落ち着いた生活ができる環境を整えるように周囲の人たちが配慮するよう心掛けていくことが大切である。

　○授乳の実際　　新生児期は母乳の分泌量も少なく乳児の生活リズムも安定していないため授乳間隔は定まらないが、乳児が欲しがるときに与える自律授乳を行う。成長とともに授乳間隔も規則的になり、次第に夜中の授乳をしなくてもよくなる。5カ月ごろには昼間の授乳間隔は4時間ぐらいとなり、空腹になる時間を把握しやすくなる。1回の授乳時間は約15分を目途にし、乳児をみながら行う。授乳後は乳児をたてに抱いて背中をゆっくりと下から上にさすって排気（げっぷ）を促し吐乳を防ぐ。

　○母乳不足　　母乳は飲んだ量がわかりづらいことから、母親が不安感をもつことも多い。授乳前後の体重を量り授乳量を確認するなどして母親の不安を取り除くことも必要である。実際には、授乳間隔が短い、授乳時間が長くいつまでも乳首を離さない、眠りが浅い、機嫌が悪い、便や尿の回数や量が少ない、体重増加が悪いなどの点についていくつか重複している場合に母乳不足を疑う。

　○母乳の問題点　　母乳栄養は最善の栄養法ではあるが、以下のような問題点があることも理解しておくことが必要である。

　①　母乳性黄疸が長引くことがある。

　②　血液凝固に関わるビタミンKが母乳中に少ない場合があり**ビタミンK欠乏性出血症**が起こることもある。

　③　鉄が少ない。

ビタミンK欠乏性出血症：　ビタミンKは血液凝固に関わるプロトロンビンの生成に必要である。母乳にはビタミンKが少なくまた乳児は腸内細菌による供給も少ないことから母親の栄養バランスが悪いときは母乳栄養のみを与えられている場合ビタミンK欠乏による出血を起こすことがある。

④　**成人Ｔ細胞白血病**やエイズなどのウイルスの母子感染の危険性がある。

⑤　母親の摂取した薬物、アルコール、ニコチンなどが移行する。

（2）人工栄養　　人工栄養は、母乳栄養が困難な場合に代替として調製粉乳や**液体ミルク**を使用する栄養法である。調製粉乳や液体ミルクは主に牛乳を原料としており、成分組成や消化性など母乳に近づける努力が続けられている。このため近年では便性も、母乳栄養児との差が少なくなっている。母乳、牛乳、育児用調製粉乳、**フォローアップミルク**の主要成分を表4-7に示した。また、牛乳アレルギーや先天性代謝異常症などの子どもに対応した**特殊ミルク**もつくられている。

調製粉乳を、液状のミルクにする操作を**調乳**という。使用する道具類はすべて殺菌消毒し、衛生的に行わなくてはならない。37〜40℃の適温に冷まして与え、飲み残しは2時間を目途に廃棄する。

哺乳瓶での哺乳の場合もスキンシップを意識して与えるようにする。人工乳首は吸啜しなくても簡単に乳汁が出るものがあり、飲みすぎることがあるため注意しなくてはならない。

（3）混合栄養　　母乳に調製粉乳や液体ミルクを補って行う栄養法を混合栄養という。母乳が不足する場合は、毎回母乳を十分吸わせた後不足分を人工乳で補う方法と、1日の授乳のうち数回を人工乳のみで補う方法がある。母親の就業などにより母乳が与えられない場合には吸啜による刺激が減ることにより母乳の分泌量が減少していくことがあるので、できるだけ搾乳をするなどして分泌を促進するよう心掛ける。

搾乳した母乳は、冷蔵で12時間ぐらいは細菌の繁殖や成分の変化が少なく保存できる。また滅菌された専用の袋に入れて家庭用冷

成人Ｔ細胞白血病：　成人Ｔ細胞白血病ウイルス（HTLV-1）は、母乳を介して乳児が感染する可能性がある。発症は30歳代から50歳と遅く発症率も低いが発症した場合の生存率も低い。

液体ミルク：　乳幼児ミルクとして、これまで調乳作業が必要であった粉乳に加え、2018年8月の法改正によって調乳済みの液体での販売が可能となった。栄養価は調製粉乳とほぼ同じである。乳飲料と同じ紙パックや缶に滅菌して詰められており、常温で保存可能である。また、そのまま温めずに用いることができるため、災害時等に役立つと考えられる。

フォローアップミルク：　生後9カ月以降3歳までの子どもに牛乳の代わりに用いることができる。牛乳に不足している鉄やビタミンＣなどを補ってあるが、離乳食がうまく進んでいる場合、無理に用いなくてよい。

特殊ミルク：　市販の特殊ミルクには、牛乳アレルギー用の大豆乳、カゼイン加水分解乳、アミノ酸混合乳、ガラクトース血症や乳糖不耐症用の無乳糖乳、心臓や腎臓疾患用の低ナトリウム粉乳、脂質吸収障害用ＭＣＴ乳などがある。そのほかに先天代謝異常などの疾患に対応するミルクも用意されている。

調乳：　無菌操作法が一般によく行われる。清潔な哺乳瓶を用い、乳幼児に髄膜炎や敗血症を引き起こす可能性のある細菌エンテロバクターサカザキが死滅する70℃以上の湯を用いて、月齢に関係なく単一濃度で調製する。子どもの体に負担がかかるので、勝手に薄めたり濃く調製したものを与えたりしてはいけない。

表4-7　母乳、牛乳、育児用調製粉乳、フォローアップミルクの主要成分比較

成分	母乳	牛乳	育児用調製粉乳（A社）	フォローアップミルク（B社）
エネルギー（kcal）	65	67	67	65
たんぱく質（g）	1.1	3.3	1.5	2.1
脂質（g）	3.5	3.8	3.6	2.5
炭水化物（g）	7.2	4.8	7.3	8.4
灰分（g）	0.2	0.7	0.3	0.6
カルシウム（mg）	27	110	49	95
鉄（mg）	0.04	0.02	0.9	1.3

注1）母乳、牛乳（普通牛乳）については日本食品標準成分表2015年版（七訂）より100gあたりで示した。
　2）育児用調製粉乳、フォローアップミルクについては、指示濃度に調乳したものを100mlあたりで示した。

凍庫で冷凍保存することもできる。安全性や成分変化の観点から1カ月以内に使うようにする。冷蔵母乳や自然解凍した冷凍母乳は、哺乳瓶に移し湯煎で温めてから与える。

４）離　乳　食

　乳汁だけでは発育に必要なエネルギーやたんぱく質などの栄養素が不足してくることから、食物からの栄養補給が必要になる。母乳または育児用ミルクなどの乳汁栄養から幼児食に移行する過程を離乳という。離乳の開始の時期は、支えてあげると座ることができ、食べ物をみてよだれを流したり興味を示すようになる5〜6カ月ごろが適切である。また、授乳間隔も整えておくと乳児の空腹な時間が把握できるので、離乳食を無理なく与えることができる。

　乳汁を吸うことしかできなかった乳児は、この期間を通して食べ物をかみつぶして飲み込むことを練習する。同時に、さまざまな種類の食べ物を経験することで五感が刺激され感覚器官の発達が促される。離乳食を与えるこの時期は単に固形食が食べられるようになるだけでなく、食への積極性など食行動の土台をつくる重要な時期であることを念頭におき、内容が偏ることなく、楽しい経験が積めるよう進めていかなければならない。

　進め方については「授乳・離乳の支援ガイド」を目安として進めていく（図4-4）。なめらかにすりつぶした食べ物を飲み込むことを練習させることから始める。与える時刻は、1回食では、午前中の授乳時が望ましい。初めての食品を与えるときは1日1種類とし少量から始めていく。離乳食を食べた後は欲しがるだけ母乳や育児用ミルクを飲ませていくが、進行とともに固形食の割合が高まっていく。1歳ぐらいになると自分で食べたい気持ちが芽生え、**手づかみ食べ**が始まる。阻止してきれいに食べさせようとせず、持って食べられるものなどを用意し食べる意欲を育成していくことが大切である。

　12カ月から18カ月ぐらいまでに、形のあるものをかみつぶして食べることができ、エネルギーや栄養素の大部分を母乳や育児用ミルク以外の食物からとることができるようにしていく。進めていく間、個人差があることを意識し、子どもの機嫌や便の性状などをしっかり観察しながら、発達に合った硬さや形の調理形態のものを与える。ある程度の計画をたて、無理のないペースを心掛けて進めていく。

　与える食品は安全で新鮮なものを用いる。まず、つぶしがゆから

> **手づかみ食べ：**　食べ物を目で確かめて、手指でつまんで、口まで運び入れるという目と手と口の協調運動であり、摂食機能の発達のうえで重要な役割を担う行動である。この協調運動ができることによって食器や食具が上手に使えるようになっていく。食べる意欲の現れでもある。

	離乳の開始 →			離乳の完了
	以下に示す事項は、あくまでも目安であり、子どもの食欲や成長・発達の状況に応じて調整する。			
	離乳初期 生後5〜6か月頃	離乳中期 生後8〜8か月頃	離乳後期 生後9〜11か月頃	離乳完了期 生後12〜18か月頃
食べ方の目安	○子どもの様子をみながら1日1回1さじずつ始める。 ○母乳や育児用ミルクは飲みたいだけ与える。	○1日2回食で食事のリズムをつけていく。 ○いろいろな味や舌ざわりを楽しめるように食品の種類を増やしていく。	○食事リズムを大切に、1日3回食に進めていく。 ○共食を通じて食の楽しい体験を積み重ねる。	○1日3回の食事リズムを大切に、生活リズムを整える。 ○手づかみ食べにより、自分で食べる楽しみを増やす。
調理形態	なめらかにするつぶした状態	舌でつぶせる固さ	歯ぐきでつぶせる固さ	歯ぐきで噛める固さ
1回当たりの目安量				
Ⅰ 穀類（g）	つぶしがゆから始める。すりつぶした野菜等も試してみる。 慣れてきたら、つぶした豆腐・白身魚・卵黄等を試してみる。	全がゆ50〜80	全がゆ90〜軟飯80	軟飯90〜ご飯80
Ⅱ 野菜・果物（g）		20〜30	30〜40	40〜50
Ⅲ 魚（g）		10〜15	15	15〜20
又は肉（g）		10〜15	15	15〜20
又は豆腐（g）		30〜40	45	50〜55
又は卵（g）		卵黄1〜全卵1/3	全卵1/2	全卵1/2〜2/3
又は乳製品（g）		50〜70	80	100
歯の萌出の目安		乳歯が生え始める。	1歳前後で前歯が8本生えそろう。	
				離乳完了期の後半頃に奥歯（第一乳臼歯）が生え始める。
摂食機能の目安	口を閉じて取り込みや飲み込みが出来るようになる。 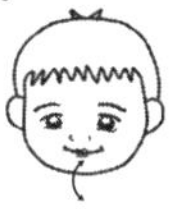	舌と上あごで潰していくことが出来るようになる。 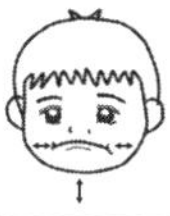	歯ぐきで潰すことが出来るようになる。 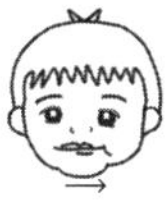	歯を使うようになる。

図4-4　離乳の進め方の目安

注）衛生面に十分に配慮して食べやすく調理したものを与える
出所）厚生労働省、新しい授乳・離乳の支援ガイド、2019年、p.34より引用

始め、比較的消化がよくアレルギーの心配のない穀類、いも類、野菜、果物と種類を増やしていく。たんぱく質を主体とした食品では、豆腐、白身魚、ささみ、固ゆでの卵黄、よく加熱した牛乳やチーズ、ヨーグルトなどを初期から用いることができる。調理は素材の味を活かした薄味とする。9カ月ごろからは、コップで液体を飲む練習も始める。このころより、フォローアップミルクを用いてもよい。

　市販のベビーフードは業界の厳しい自主規格のもとにつくられており安全であり、簡便であるなど利点も多い。しかし、硬さや使われている食品の種類に偏りがあることなどの問題点も考慮して使用することが望ましい。

　乳幼児期ことに離乳期は消化機能も未熟であることから食物アレルギーを発症しやすい。体調の悪いときは、無理に離乳食を進めな

> ベビーフード：　離乳期にある子どもに栄養を補い、一般食品に適応させることを目的として製造された加工品である。食品衛生法などの法的な規格と業界の自主規格に基づいて安全性などを確保してある。食品の種類や硬さに偏りが出ることがあるので与え方に注意する。

いで、食べなれた消化のよい穀類などを主体としたものを与える。

　乳児から幼児期にかけて**アレルゲン**となりやすいのは卵、乳製品、小麦である。安易にこれらのアレルゲンになりやすい食べ物を除去することは、必要な栄養素が不足し成育に影響を及ぼす可能性があるので気をつける。また成長とともに食物アレルギー症状は起こりにくくなることもあるので、医師の診断のもと必要最小限の原因食物の除去を行い治療していくのが望ましい。トマトやなすに含まれるヒスタミンのように、食物アレルギーではないが、一過性にアレルギー症状を引き起こす成分がある。これを仮性アレルゲンという。多くの場合は口まわりなどが赤くなるなど症状は軽い。

> **アレルゲン：**　本来なら反応しない無害なものに対する過剰な免疫反応がアレルギーであり、その原因物質をアレルゲンという。食物アレルギーの場合のアレルゲンはほとんどがたんぱく質である。

第3節　幼　児　期

1）幼児期の心身の特徴

　1歳から5歳までを幼児期という。幼児期は、乳児期に比べ身体の発育がやや緩やかになるが、依然として著しい時期である。また脳の発達も著しい。歩く、走る、跳ぶなどの動作ができるようになるなど、運動機能が発達し活発に活動する。また手先の細かい動きなども可能になって、箸を使うこともできるようになる。知能や情緒などの精神活動や言語が発達し、自分の意思や感情を言葉で表すことができるようになり、**自我の芽生え**とともに自己主張をするようになる。このため、好き嫌いや遊び食べなど食生活のうえで問題となる行動も起こしやすい。一方、社会性も発達してくるので、他の人への配慮や我慢ができるようになり、家族や友達とコミュニケーションを図りながら一緒に食事を楽しむことができるようになる。

> **自我の芽生え：**　2歳ごろになると自己を意識し、何事に対しても「自分で」「いやいや」をいうようになる。食事についても自分を主張するようになるので、その気持ちに十分応えてあげることが必要である。きれいに食べさせようとするなどの押しつけは自発性の欠如した生活態度につながってしまう。

2）幼児期の食事摂取基準

　幼児食を食べることができることを離乳の完了の目安としているが、幼児食については、乳児期の「授乳・離乳の支援ガイド」のような目安がないことから、ややもすると大人と同じ食事の取り分けとなりがちである。しかし、幼児期の特性に応じたきめ細かな配慮が必要である。幼児期の食事は、発達・発育の過程を踏まえ、離乳期の延

表 4-8　幼児期の食事摂取基準（抜粋）

	1〜2歳		3〜5歳	
	男性	女性	男性	女性
エネルギー（kcal/日）	950	900	1,300	1,250
たんぱく質（g）	20		25	
カルシウム（mg/日）	450	400	600	550
鉄（mg/日）	4.5		5.5	5.5

出所）日本人の食事摂取基準（2020年版）より作成

表 4-9　体重 1kg あたりのエネルギーと栄養素の必要量の比較

		エネルギー（kcal/日）		たんぱく質（g/日）		カルシウム（mg/日）		鉄（mg/日）	
		男性	女性	男性	女性	男性	女性	男性	女性
幼児	1〜2歳	83	82	1.7	1.8	39	36	0.4	0.4
	3〜5歳	79	78	1.5	1.6	36	34	0.3	0.3
成人	18〜29歳	41	40	1.0	1.0	12	13	0.1	0.2
	30〜49歳	40	39	1.0	0.9	11	12	0.1	0.2

出所）日本人の食事摂取基準（2020年版）より作成

長にある1〜2歳（幼児前期）と、自分で食べることを意識する3〜5歳（幼児後期）に分けて考える。幼児期は、体が小さい割にエネルギーや栄養素の必要量が多い（表4-8）。

エネルギーや栄養素の必要量を体重1kgあたりでみると、幼児期は成人の2〜3倍必要であることがわかる（表4-9）。しかし胃の容量は小さく消化器官も未熟で一度にたくさんの量をとることができないため、朝、昼、夕の3食だけでは必要量を摂取することができない。そのため**間食**が必要になる。幼児前期では午前午後の2回、幼児後期では午後1回の間食の時間をとるようにする。残りは朝、昼、夕の3食に配分する。1日のうち夕食にもっとも重きをおかれる食事となることが多いが、幼児の消化力を考えると、3食を同率にするか、夕食はやや軽めにするほうが望ましい。

また近年若年者の朝食欠食が多いことが問題となっており、幼児にも朝食を欠食する子が5％程度いることが国民健康・栄養調査結果から明らかとなっている。朝食を抜くと、間食を加えても1日に必要な栄養素量を補いきれないので、子どもの場合はとくに問題となる。大人の欠食習慣をなくすことはもとより、食欲がわくように生活時間の見直しを図り、生活リズムを整え、空腹感をもって起床できるようにしていくことが必要である。

3）幼児食の内容

表4-10に幼児期の食事摂取基準から算出した**食品構成**の例を示

間食： 生活時間帯の多様化などにより夕食が遅くなる場合もみられる。このような場合、昼食から夕食までに2回の間食が必要になる場合がある。後半の間食はおかしではなく夕食の一部を与えるなどの工夫が必要である。

食品構成： 食品群別摂取量ともいう。毎日の食事で食品群別にどれぐらい食べたらよいかについて示してある。対象者の食事摂取基準をもとに栄養計算して分量を求めてある。地域や対象年齢など特性により使用食品に差があるのでその特徴を考慮し計算されるので絶対値ではない。

表4-10　幼児の食品構成例

（1日あたり）

料理パターン	6つの食品群	食品分類	1〜2歳 （g）	3〜5歳 （g）
主食	第5群	米	100	150
主菜	第1群	魚介類	20	30
		肉類	20	30
		卵	20	25
		大豆・大豆製品	30	35
副菜	第3群	緑黄色野菜	50	60
	第4群	その他の野菜	80	100
		果実類	100	150
	第5群	いも類	40	50
	第2群	海藻類	10	10
牛乳	第2群	牛乳	200	200
調味料	第5群	砂糖	20	20
	第6群	植物油	13	20

した。

　主菜の材料となる食品は、発育期の幼児に必要な良質なたんぱく質を多く含むが、幼児の好む肉や卵からだけでなく、魚や大豆・大豆製品などからも取り入れるようにするとよい。

　副菜となる食品のうち、野菜類は季節感や彩りの変化をもたらすので、多くの種類を使用するように心掛ける。幼児の嫌いな食べ物として野菜があげられることが多いが、嫌いなものでも調理方法を変えるなどして食卓に出すようにすることが大切である。主食、主菜、副菜を組み合わせ、多様な食品を用い調理方法を変化させて献立をたてるようにする。素材は新鮮なものを用い、自然の味を生かすように工夫し**薄味**にする。

　また**咀嚼力**をつけていくこともこの時期の大切な目標となる。個人差が大きい時期であることから、子どもの状態をよく把握し、大きさ、硬さ、粘りなど適切な形態で与える。最近は大人もやわらかいものを好む傾向があるため、用いられるものがやわらかい食品に偏ることがある。子どもたちがしっかりと硬いものもかむことができるようになるために、意識して硬めの食品を使用したり、調理方法を工夫し咀嚼の経験を積めるようにする。ただしすべて硬いものばかりや薄味のものばかりで献立をたてると、食べるのを嫌がることもあるので、やわらかいものや少し味の濃いものなどを組み合わせるなどしてみることも必要である。さらに食具を使う練習をしている時期でもあることから、それに適した形状かどうかも配慮する。また形、色合いや盛りつけ方など見た目により影響を受けやすいので、工夫して食べたいと思う気持ちを引き出すようにするとよい。汁物は、食べ物を咀嚼せずに飲み込みやすくするため、与え方に注意しなければならない。

　咀嚼により分泌される唾液は食べ物を飲み込みやすくするだけでなく、感染抑制効果のある **IgA**、リゾチーム、ラクトフェリン、また成長を促進するホルモンなどさまざまな働きをする成分を数多く含んでいる（表4-11）。しっかりかむことにより、消化をよくするだけでなく体内でのこれらの成分の効果が期待できる。

薄味： 　食べ物をおいしいと感じる仕組みのなかで、甘味、苦味、酸味、塩味、うま味の5つの味を認識する味覚はもっとも重要である。幼児期に薄い味つけでいろいろな食品の味そのものを経験することにより豊かな味覚が形成される。

咀嚼力： 　よくかむことにより唾液の分泌がよくなる、脳の血流量が増えて活性化する、満腹感を得やすいなどの利点があるとともに、何でも食べられるという自信につながることから食への積極性が築かれる。

IgA： 　抗原抗体反応は身体にそなわっている異物を排除する免疫機構の1つである。異物である抗原に反応する抗体（イムノグロブリン）は、IgA、IgG、IgM、IgD、IgEの5つある。IgAは腸管などの粘膜に存在してウイルスや細菌の感染を阻止する。

表4-11　唾液中の成分

名称	名称	働き
外分泌	ムチン	食物を嚥下しやすくする
	アミラーゼ	でんぷんを分解する
	リゾチーム	細菌に抵抗する
	ラクトペルオキシダーゼ	細菌に抵抗する・発がん物質を減弱させる
	尿酸	過酸化脂質の生成を抑える
	ガスチン	味覚の働きを敏感にする
	スタテリン	歯を強化させる
	ラクトフェリン	細菌の発育を抑制する
	アルブミン	口の中をなめらかにし、乾燥を防ぐ
	IgA（免疫抗体）	細菌に抵抗する
内分泌（ホルモン）	EGF（上皮細胞成長因子）	皮膚、歯、口腔粘膜、胃腸、血管などの細胞の増殖の促進
	NGF（神経成長因子）	神経節や神経繊維の成長促進

出所）柳沢幸江・田沼敦子、Welcome to かむかむクッキング、医歯薬出版、2001年

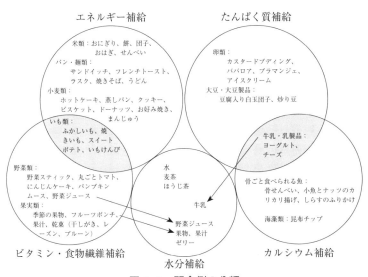

図 4-5　間食例の分類

出所）坂本元子、子どもの栄養・食教育ガイド、医歯薬出版、2001 年、p. 44
　　　より引用改変

表 4-12　水分摂取量のめやす

年齢・区分	必要水分量 （mL/体重 1kg/日）
乳幼児	100〜130
児童・生徒	60〜100
成人	30〜40
高齢者	25〜30

出所）堤ちはる・土井正子、子育て・
　　　子育ちを支援する子どもの食と
　　　栄養、萌文書林、2011年、p. 266

表 4-13　各種飲み物の成分

（100mL あたり）

食品名	エネルギー kcal	たんぱく質 g	脂質 g	糖質 g	その他の成分
牛乳	67	3.3	3.8	4.8	
緑茶	2	0.2	0	0.2	カフェイン 20mg、タンニン 70mg
番茶	0	―	0	0.1	カフェイン 10mg、タンニン 30mg
ほうじ茶	0	―	0	0.1	カフェイン 20mg、タンニン 40mg
麦茶	0	0	0	0	
ウーロン茶	0	―	0	0.1	カフェイン 20mg、タンニン 30g
紅茶	1	0.1	0	0.1	カフェイン 30mg、タンニン 100mg
オレンジ果汁	42	0.8	―	11.0	
コーラ	48	0	0	11.9	カフェイン約 10mg
サイダー	41	―		10.2	
コーヒー	4	0.2	―	0.7	カフェイン 60mg、タンニン 250mg
乳酸菌飲料	71	1.1	0.1	16.4	
ミルクココア	24	0.4	0.4	4.8	粉末 6g としてテオブロミン 20mg
A 社スポーツ飲料	19	0	0	4.7	アルギニン 25mg、イソロイシン 1mg、バリン 1mg、ロイシン 0.5mg
B 社小児用栄養ドリンク	0	0	0	0	各種生薬、ビタミン B_2、B_6 など、タウリン

4）間食の内容

　間食は、食事で不足する栄養素を補足する内容であることが望ましい。1 日の必要量の 10〜20％（100〜200kcal）ぐらいを目安とする。図 4-5 に、主に補給できる成分別に間食例を示した。

　また水分の必要量についても、体重 1kg あたり大人が約 30mL であるのに対し、幼児は約 100mL と多く、水分補給をこまめに行

> 水分：　幼児の体の約 7 割が水であり、体温調節や体内での物質輸送など重要な役割を担っている。体内の水分は食品に含まれる水や栄養素が体内で代謝するときにできる代謝水によって供給されるが、子どもの場合必要量が多いので水分補給に留意し脱水症を防止する。

うことが必要である（表4-12）。子どもは腎機能が未熟で水分の再吸収が十分でないことなどから、不足するとすぐに脱水症状が起きやすい。このため、間食においても水分の補給を意識して行う。表4-13に各種飲み物の成分を示した。間食として子どもに与える飲み物は糖質やカフェインなどの成分が多く含まれるものは避けることが望ましい。

　市販菓子を用いる場合は添加物の多いもの、味の濃いものは避けるようにする。食べた後の歯磨きの習慣をつけることも大切である。

　間食には食事とは違う食の楽しさを経験させる意義もある。市販菓子や果物など、子どもの好きな食べ物が食べられるのも楽しさの1つであり、また家族や友達と一緒に間食をつくる経験をすることも楽しみとなる。幼児が主体となって行う調理の経験は、食への関心を高めることから、間食は食育のよい機会となる。

　間食の与え方が原因で、食生活の問題行動が起こることがある。甘いものが長時間口のなかにある状態は**虫歯**の発生率を高くするので、間食の与え方には十分注意しなければならない。できるだけ与える時間を決め、皿に盛りつけるなどして量を決めるなどして次の食事に影響が出ないようにする。また、甘い市販菓子ばかりにならないよう、異なる食品群のものを数種取り合わせるようにするとよい。添加物が多いものや味が濃く刺激の強いものなどは幼児期の成長過程において好ましくないので避けるように心がける。

5）お　弁　当

　通園や行楽に持っていくお弁当は、子どもにとっては、ふたを開ける瞬間の楽しみが味わえる食事である。また、食べる場所も一緒に食べる人たちも、いつもと違う環境により食欲を増す場合が多い。感謝の気持ちや全部残さず食べることができたという自信のつく場であることを考慮して、その子に合った分量を工夫することも大切である。また、ふだん嫌いで口にしない食べ物なども食べることができる場合があるので、食べられたことをしっかりとほめて自信をつけていくことにより食べ物の幅を広げることができる可能性もある。

　幼児向けのお弁当箱の容量は300〜500mL程度である。お弁当箱を選ぶときには外形のかわいさばかりでなく、持ち運びに向いているか、衛生的に保つことができるかなども考慮する。

　また1日の食事摂取基準のほぼ3分の1が摂取できるような内容であることなど、日常の食事と同じ留意事項に加え、いたみにくいものや汁の出ないものなどについても配慮する。また食品の色や、

虫歯：　虫歯は、歯垢に含まれる細菌が糖を分解してできる酸によって歯の表面のエナメル質を溶かすことが原因となる。唾液の成分で歯の修復（再石灰化）を行うが、だらだらと飲食すると再石灰化できない。咀嚼力を高めていくうえで問題となるので、時間を決めて食べる、歯磨きをするなどして予防する。

味が重ならないように調理方法を考える。

　決められたスペースに盛りつけるため詰め方が難しいが、まず主食、ついで主菜・副菜を形の崩れにくい順に詰めていく。栄養バランスはお弁当箱の表面積で判断するとよい。主食：主菜：副菜の面積比は3：1：2がよいとされる。一般に主菜が多くなる傾向にあるので注意する。

6）幼児期の食における問題

　幼児期の食生活において、保護者が困っていることについての平成27年乳幼児栄養調査結果（1歳以上4歳までの子どもをもつ保護者が対象）を図4-6に示した。

　（1）遊び食い　もっとも困っている割合が高かったのは遊び食いである。遊び食いは、食事に集中できず食べ物や食器で遊ぶ状態である。幼児前期に多く、幼児後期になると減少してくる。手づかみ食べと区別がつきにくいが、食べる意欲がみられない場合は遊び食いと判断する。食事に集中できる環境を整え、遊び始めたら食事を打ち切る。食事の時間は30分以内にする。

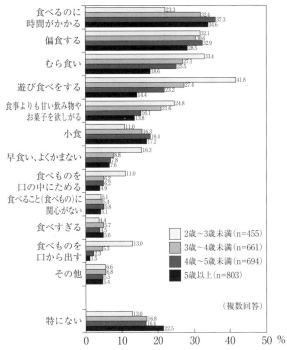

図 4-6　現在こどもの食事で困っていること
出所）厚生労働省、平成27年乳幼児栄養調査結果、p.15

　（2）偏食　特定の食品を極端に嫌って食べなくなる場合を**偏食**という。偏食の原因は親の食習慣や子どもの性質、病気によるものなど、子どもによっていろいろであるが、定着してしまうと食品の選択の幅が狭まり、栄養バランスが偏ったり、味覚の幅も狭めてしまうことになるのでできるだけなくすようにすることが望ましい。無理強いはせず、根気強く対応していく。一緒の食卓で周りの者がおいしそうに食べるなどして、食べてみようかなと思える雰囲気づくりが大切である。また、調理の工夫も必要である。

　（3）小食　子どもには、その子に合った適量がある。大人の考える適量より食べる量が少ない場合でも、その子が元気で順調に発育していれば問題はない。食べられないときに大人が心配するあまり食べ物の強制をすると食欲を失わせてしまうことがあるので注意する。生活習慣を見直し、間食の与え方にも注意して、食事は空腹で臨むことができるようにしていく。また慢性疾患により食べられないこともあるので、体重の減少がないか、子どもの様子はどうかなどを観察することも大切である。

偏食：　嫌いなものが1つだけであっても、食事が楽しくなくなるので、できるだけなくなるよう工夫することが望ましい。声掛けとともに、「においてみる」「かじってみる」など達成できやすい目標を設定して、できたらほめることなどを積み重ねていくことが必要である。

小食：　子どもは、もともと食欲にむらがあり、食べる環境や味つけが変わると、たくさん食べることがある。「これだけ食べたら〜してよい」などと食事を無理強いするとますます食欲のない子になってしまうので気をつける。

7）幼児期の食育

　幼児期は、食のさまざまな経験を通して食生活の基礎を築く大切な時期である。楽しく食べることは身体的、精神的、社会的な健康につながり、ひいては生活の質の向上につながっていく。①食事のリズムがもてる、②食事を味わって食べる、③一緒に食べたい人がいる、④食事づくりや準備に関わる、⑤食生活や健康に主体的に関わるなどの「食べる力」を育てて、楽しく食べることができる子どもに育つよう大人は支援していかなくてはならない。

　同時に、ほかの人と楽しく食べるためのマナーについても身につけていくことができるようにしていく。幼児期には、食前食後のあいさつ、食前の手洗い、食事中動き回らないで落ち着いて食べる、ひじをついたりしないで正しい姿勢で食べる、食べ物を口に入れてしゃべらない、音をたてて食べないなど基本的な事項について教えていくとよい。また、食具の練習時期でもあるので、きちんと箸が持てるように大人が見本をみせていくことも大切である（図4-7）。また、お手伝いなどを通して、正しい配膳の仕方などについても経験させていくとよい。

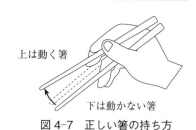

図4-7　正しい箸の持ち方

上は動く箸

下は動かない箸

> **食育：**　食育基本法（2005年制定）では食育を「生きる上での基本であって、知育、徳育および体育の基礎となるべきもの」と位置づけ、「様々な経験を通じて『食』に関する知識と『食』を選択する力を習得し、健全な食生活を実践することができる人間を育てること」としている。

> **箸：**　箸の使い方を練習するにあたり、適切なものを与えることも必要である。長さは親指と人差し指を直角に開いて指先を結んだ線の長さの1.5倍ぐらいがよいといわれる。

第4節　学　童　期

　学童期は6歳から11歳までの小学校での6年間をさす。

1）学童期の身体的変化

　（1）身体の成長　学童期はこれまでの乳児・幼児期ほど急速な成長ではないが、前半期は穏やかに確実に成長・発育し、後半期は発育急進期が訪れ、身長・体重ともに急激に増加する。この時期は、男女差が現れる時期でもあり、学童期後半になると性の成熟が始まる。とくに女児は、男児に比べ発育急進期が早く、9歳ごろから現れるが、男児の場合はこれより2～3年遅れて現れ始める（表4-14）。

　例えば、9～11歳女児の場合、1年間に身長は6.5～7cm、体重は約5kg増加する。

　学童期の身体発育状況を判断する指標として、ローレル指数が用いられる（第2章、27頁参照）（ローレル指数で発育状態を判断する場合、身長による変動が大きいことを認識する必要がある）。

　永久歯（図4-2参照）の生歯には、時期に個人差はあるが、5～6歳ごろから、第一大臼歯が生え始め、12

表4-14　学童期の身長・体重

	男		女	
	身長(cm)	体重(kg)	身長(cm)	体重(kg)
6歳	116.5	21.4	115.6	20.9
7歳	122.5	24.1	121.5	23.5
8歳	128.1	27.2	127.3	26.4
9歳	133.7	30.7	133.4	30.0
10歳	138.8	34.1	140.1	34.1
11歳	145.2	38.4	146.8	39.1

出所）文部科学省、学校保健統計調査、平成30年度

〜14 歳ごろまでに 28 本すべてが生え替わり、咀嚼力が向上する。第一大臼歯が生え始めてから完了するまでには 1〜1.5 年かかるため、この期間の虫歯を防ぐことは、その後の歯の運命を決めるともいえる。

　身体の発達・発育速度は各諸器官によって異なる。アメリカの医学者・人類学者であったスキャモンは、1928 年、ヒトの成長速度を 4 つの型に分類し、出生から 20 歳までの発達発育状況を「発育曲線」として示している。それによると、20 歳の器官や臓器の重量を 100 として、各年齢の重量を百分率で表している（図 4-8）。

　このなかで、一般型は、身長、体重、胸囲等全身と、頭部を除く外形の計測値だけでなく、骨格、筋肉、呼吸器、消化器、血液量等を含む成長速度を表している。乳幼児期と思春期に発育が顕著なため、発育状態は S 字曲線を示す。神経系型は、脳、末梢神経、視覚器、頭囲等の発育を示し、乳幼児期の発育が著しく、10〜12 歳ごろまでに完了する。それに対して、リンパ系型（胸腺、リンパ組織、扁桃腺等）の発育曲線は、10〜12 歳ごろに 20 歳の 2 倍にまで発育後、低下する。10〜12 歳のこの時期は免疫機能が著しく発育するので、感染に対する抵抗力がそなわる時期でもある。また、前立腺、睾丸、子宮、卵巣等生殖器系型の発育は、12 歳ごろの思春期から急速に発育する傾向を示している。

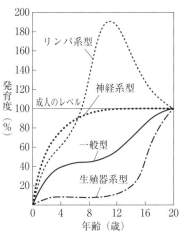

図 4-8　スキャモンの発育曲線

　(2) 運動機能・精神機能の発達　　学童期には、体格の変化にともない骨格筋量が増大し、呼吸機能、心機能等も発達するため、握力、背筋力等の筋力、瞬発力、持久力、平衡感覚等の運動機能が向上する。手先の運動も精巧で緻密になってくる。しかし、近年、学童期の子どもを取り巻く環境は屋内において座位状態での余暇や学習時間が長くなる傾向にあり、学童期以降の子ども達の身体活動度の低下が危惧されている。

　精神面では、幼児期までの自己中心的、具体的、直感的な思考から、客観的、抽象的、論理的な思考へと移行する。記憶力、理解力、想像力の高まる時期でもあり、規律（ルール）を守ることの意味を理解できるようになる。とくに学童期後半には、自我意識の発達が顕著で、親からの自立を目指すため、次第に自己管理能力や協調性が育まれる時期でもある。

2）学童期の栄養

　(1) 学童期の栄養の特徴　　近年、学童を取り巻く社会環境が大きく様変わりし、生活の夜型化、外遊びの減少、間食の自由化、

朝食の貧弱化、不規則な食生活の増加等が問題視されている。さらに、子どもの食嗜好の傾向として、日本の**伝統食**といわれる食物繊維の多いよくかんで食べる料理（表4-15）よりも、やわらかくてあまりかまずに食べられる洋風料理が好まれる傾向にある。嗜好の洋風化により脂肪の過剰摂取が生活習慣病発症の素地ともなりかねない。さらに唾液には消化酵素が含まれるだけでなく、いろいろな有効成分も含まれており（表4-11、78頁参照）、学童期における'よくかむこと'への習慣づけが望まれる。

成長期におけるこのような食生活への関わり方は、身体発育に及ぼす影響が大きく、その後の成人期における生活習慣病を引き起こす可能性が高くなることから、注意する必要がある。

(2) 食事摂取基準　学童期を含む成長期には、身体活動に必要なエネルギーに加え、体の組織をつくるために必要なエネルギー等を摂取する必要がある。そのため、体重1kgあたりの必要量は成人の1.5～1.7倍にもなる。また、学童期の身体活動レベルは、個人差を考慮して成人と同様、Ⅰ（低い）、Ⅱ（ふつう）、Ⅲ（高い）の3区分に分けられ、さらに年齢とともに増加する傾向がみられることから、6～7歳、8～9歳、10～11歳に分けられている。学童期にとくに不足しやすい栄養素は、カルシウム、鉄、食物繊維である。

骨量のもっとも蓄積される時期は男子が13～16歳、女子は11～14歳とされている。この意味からも成長期にはカルシウムの積極的な摂取が望まれると同時に、骨をつくるためにはカルシウムのほか、良質たんぱく質、カルシウムを骨に吸着させるマグネシウム、吸収を助けるビタミンD、骨量の貯蔵を増やすビタミンKなど、さまざまな栄養素を併せてバランスよく摂取する必要がある。

(3) 間食、夜食　学童期における間食は幼児期と同様に、食事で不足しがちな栄養素を補給することが主な目的である。したがって、その量、質、時間等に配慮する必要がある。不規則な間食は3度の食事の食欲低下につながり、全体的な栄養バランスを崩すおそれがある。間食を与える場合、1日1回、推定エネルギー必要量の10％程度とすることが望ましい。学童期から思春期におけるおやつの摂取状況・種類とその年次推移を図4-9～4-12に示す。

また、夜食は、児童生徒の約45％以上は「ほとんど食べていない」としているものの、

表4-15　日本の伝統食への勧め

⓪おから煮
ⓚ蒲焼き
ⓐ小豆ご飯
ⓢさんま塩焼き
ⓓだし巻き卵
ⓘいも料理
ⓢすし
ⓚきんぴらごぼう
ⓜまぜご飯
ⓜ丸干しいわし
ⓢすき焼き
ⓣ天ぷら
ⓢ切干し大根
（日本の伝統食を考える会より提唱）

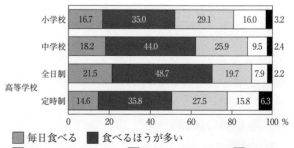

図4-9　おやつの摂取状況—（2007年）

小学生の2人に1人が週1回以上とっていることが報告されている。夜食をとることにより就寝時間が遅くなり、朝起きられない、朝食を欠食する、食欲不振になる等の悪循環になりやすいため、注意が必要である。

（4）不適切な食生活を表現する「こ食」について　現代の学童期の子どもの食生活の実態を表す言葉として、「こ食」「孤食」「個食」「固食」「小食」「粉食」「子食」が問題とされている（第2章、26頁参照）。

3）栄養や生活習慣が関係する病態・疾患

（1）肥満　肥満には、単純に摂取エネルギーが消費エネルギーを上回り、結果として脂肪が蓄積される単純性肥満と、基礎疾患をもち、それが原因で肥満となる症候性肥満がある。学童期肥満はほとんどの場合、前者の単純性肥満である。肥満の原因には、遺伝的要因と環境的要因（過食、運動不足、精神的ストレス等）があり、この両者が組み合わさると肥満に移行する確率が高くなる。学童期肥満では、早期発見、早期予防が大切である。肥満になってからの治療は難しく、小児肥満の約80％が成人肥満に移行しやすいとされる。

学童期肥満における食事療法では、成人肥満の場合のように急激なエネルギー制限は望ましくない。まず、規則正しい食習慣や運動習慣を身につけさせ、エネルギー制限を行う際には、糖質や脂質を制限して総エネルギー量の80％程度まで抑え、たんぱく質、ビタミン、ミネラルなど成長に必要な栄養成分は十分に摂取することが重要である。

（2）痩せ　学校保健統計調査から、性別・年齢別・身長別標準体重から求めた値が、-20％以下のものを痩身傾向児としており、学童の0.1〜0.2％がこれに該当している。この比率は年齢が上がるほど上昇し、男子に比べ女子で高い傾向にある。とくに学童期後半

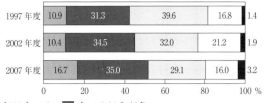

図4-10　おやつの摂取状況―年次推移―（小学校）

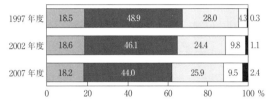

図4-11　おやつの摂取状況―年次推移―（中学校）
出所）図4-9〜4-11は東京都教育委員会、平成19年度児童・生徒の健康に関するアンケート調査報告書より作成

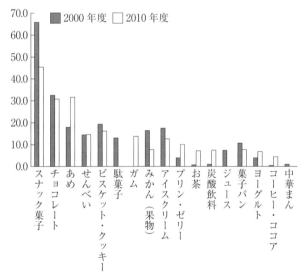

図4-12　小学生のよく食べるおやつの種類の年次比較
出所）独立行政法人日本スポーツ振興センター版、平成12、22年度児童生徒の食生活等実態調査報告書より作成

の女子には、発育急進期にともなう急激な体重増加が生じる時期のため、強い痩身志向が現れ、時としては神経性食欲不振症（拒食症）等の摂食障害に陥ることもある。

(3) 鉄欠乏性貧血　学童期の**貧血症**は、ヘモグロビン量10～11g/dL（赤血球数350～400万/mm³）を指標としている。学童期にみられる貧血の90％は鉄欠乏性貧血といわれ、児童のうち、鉄の摂取量が推奨量を満たしている者は、男子で約20～30％、女子では約5～10％にすぎない。学童期を含む成長期には、身体の発育にともない、筋肉の発達や血液量の増加が生じるため鉄の需要が増加する。とくに学童期後半の女子は発育急進期にあたり、月経による血液の損失もあるため、鉄の要求量は高くなる。

(4) 偏食　学童期の偏食は、幼児期の食生活からくるものが多い。したがって、幼児期からの食習慣が重要になる。幼児・児童の偏食には両親の影響を受けているケースが多い。さらに、間食や夜食の不適切な摂取、朝食の欠食、睡眠不足などの生活習慣が深く関わっている。

(5) 食欲不振　食欲不振の原因としては、生活習慣や食習慣の乱れ、心理的なストレスなどがあり、心理的なストレスには、人間関係、学業成績、家庭内トラブルなどがあげられる。とくに女子では、痩せ願望によるダイエットから食欲不振に陥る可能性が高い。

(6) 食物アレルギー　食物アレルギーは、摂取した食物が抗原（アレルゲン）となって生じるアレルギー反応である。乳幼児や小児は腸が未発達のため、十分消化されない食物がそのまま吸収されてしまいやすい。

食物アレルギーの原因食品（第2章、34頁、表2-6参照）は、年齢や食習慣によって異なるが、乳幼児期には、卵と牛乳による場合が半数以上を占め、思春期になると甲殻類が原因の事例が増え、牛乳によるものは減じる。成人期以降では、甲殻類、小麦、果物、魚介類などが主なアレルギーの原因食品となる。たんぱく質は大切な栄養素であるが、身体の処理能力を超えてたんぱく質を摂取し続けると完全に消化されないたんぱく質が腸から吸収され、それが抗原となって炎症反応を引き起こす。主な症状として、かゆみ、湿疹、下痢などがあげられる。

アレルギー体質を改善する根治療法としては、アレルゲンとなる特定の食品を避けること、よくかんで食べること、規則正しい生活をすること、**アレルギー体質を改善する食事**をすること等が大切で

ヘマトクリット値：　貧血症を判断する指標の1つとして用いられ、赤血球の全容量が全血液の何パーセントにあたるかを示す。ヘモグロビン濃度を3倍した値である。

食物アレルギーの改善：
①主食と副菜のバランスは6：4、副菜には動物性食品を控える
②鶏卵のアレルゲンは加熱によりその効力を失うことが多い
③牛乳は消化能力を超えた多量を常飲することから生じやすい
④大豆アレルギーは無農薬大豆の使用で症状が改善されることがある
⑤油脂（とくにリノール酸）や砂糖のとりすぎも症状を起こしやすい

ある。食事するとき、気をつけたい項目を欄外にまとめた。

４）学校給食

（1）日本における学校給食の歴史　1889年に、山形県鶴岡町（現・鶴岡市）の小学校で貧困家庭の児童に昼食を与えたいという思いから始まった。その後、栄養補給の視点も加わり徐々に各地の小学校に広がり、内容的にも充実したのは第2次世界大戦後のことである。1954年に小学校、1956年には中学校に対し学校給食法が制定され、給食の趣旨や目標が示された。1976年から米飯給食が始められ、2015年においては、週あたり3.4回実施されている。

（2）学校給食の意義と役割　学校給食は、学校教育の一環として、食生活、栄養などについて教育目的をもって行われている。学校給食法第1条には、「この法律は、学校給食が児童及び生徒の心身の健全な発達に資するものであり、かつ、児童及び生徒の食に関する正しい理解と適切な判断力を養う上で重要な役割を果たすものであることにかんがみ、学校給食及び学校給食を活用した食に関する指導の実施に関し必要な事項を定め、もつて学校給食の普及充実及び学校における食育の推進を図ることを目的とする」と定められている。さらに同法第2条には、学校給食の目標が示されている（表4-16）。

　教育の場である学校で行われる給食は、栄養価が整いおいしい食事を供することはもとより、適正な食生活を行うのに必要な食習慣や食事のマナーを身につける場としての役割も果たしている。また、給食指導を継続することで、児童生徒に生涯にわたって健康で充実した食生活を送ることができる能力を養い、郷土食や食文化、郷土

表4-16　学校給食の目標

学校給食法（平成20年6月18日、法律第73号、平成21年4月1日施行）
第2条　学校給食を実施するに当たつては、義務教育諸学校における教育の目的を実現するために、次に掲げる目標が達成されるよう努めなければならない。 　一　適切な栄養の摂取による健康の保持増進を図ること。 　二　日常生活における食事について正しい理解を深め、健全な食生活を営むことができる判断力を培い、及び望ましい食習慣を養うこと。 　三　学校生活を豊かにし、明るい社交性及び協同の精神を養うこと。 　四　食生活が自然の恩恵の上に成り立つものであることについての理解を深め、生命及び自然を尊重する精神並びに環境の保全に寄与する態度を養うこと。 　五　食生活が食にかかわる人々の様々な活動に支えられていることについての理解を深め、勤労を重んずる態度を養うこと。 　六　我が国や各地域の優れた伝統的な食文化についての理解を深めること。 　七　食料の生産、流通及び消費について、正しい理解に導くこと。

表 4-17　児童・生徒 1 人 1 回あたりの平均栄養所要量の基準

区分	児童 (6〜7 歳)	児童 (8〜9 歳)	児童 (10〜11 歳)	生徒 (12〜14 歳)	夜間課程をおく 高等学校	1 日の所要量に対する学校 給食の割合
エネルギー（kcal）	530	650	780	830	860	必要量の 1/3
たんぱく質（g）	学校給食による摂取エネルギー全体の 13〜20%					
脂質（%）	学校給食による摂取エネルギー全体の 20〜30%					
ナトリウム（食塩相当量）(g)	2 未満	2 未満	2.5 未満	2.5 未満	2.5 未満	目標量の 1/3 未満
カルシウム（mg）	290	350	360	450	360	50%
マグネシウム（mg）	40	50	70	120	130	1/3 程度
鉄（mg）	2.5	3	4	4	4	40%程度、生徒は 1/3 程度
ビタミン A（μgRAE）	170	200	240	300	310	40%
ビタミン B₁（mg）	0.3	0.4	0.5	0.5	0.5	40%
ビタミン B₂（mg）	0.4	0.4	0.5	0.6	0.6	40%
ビタミン C（mg）	20	20	25	30	35	33%
食物繊維（g）	4 以上	5 以上	5 以上	6.5 以上	7 以上	目標量の 40% 以上
亜鉛（mg）	2	2	2	3	3	33%

注）この摂取基準は、全国的な平均値を示したものであるから、適用にあたっては、個々の健康および生活活動等の実態ならびに地域の実情等に十分配慮し、弾力的に運用すること。
出所）文部科学省、学校給食実施基準及び学校給食実施基準施行について、2018 年より作成

への関心を高めさせるという役割も担っている。

（3）栄養基準と食事内容　　学校給食の実施基準として、文部科学省から学校給食摂取基準が示されている（表 4-17）。

基本となる考え方は、各栄養素の 1 日の食事摂取基準に対する比率は 1 日の推奨量の約 3 分の 1 とする。ただし、家庭での摂取が比較的摂取基準を確保しにくい栄養素であるカルシウムについては 1 日の摂取基準の 50%、ビタミン A、B₁、B₂ および食物繊維では 40% 量と定めている。

第 5 節　思　春　期

思春期は性差や個人差によって一定ではないが、男子では 12〜18 歳、女子では 10〜16 歳ごろの時期をさす。思春期前半を少年期、思春期後半を青年期と分類することもある。思春期は身体的、精神的な発達が顕著であるとともに、性ホルモンの影響による第二次性徴の現れる時期でもある。

1）思春期の身体および精神的特徴

（1）身体の成長　　この時期は骨の発育、歯牙の発育、形態的発育、**第二次性徴**の発現などがあげられる。思春期に入ると急激な発育加速現象が認められ、男女差が大きく現れる。発育速度のピーク年齢は、男子では 11〜13 歳、女子では 9〜11 歳といわれる。体重の急激な発育加速現象の時期は身長のそれに比べやや遅く現れる。

> **第二次性徴：**　性ホルモンの分泌が盛んになり、これにともなって生殖器が発達熟成して機能を開始し、身体部位にも性差が顕著に現れる時期。

（2）**精神面の変化**　思春期は自我意識が目覚め、抽象思考の発達、異性愛の目覚め等、子どもから大人への過渡期であり、きわめて複雑な様相を示す。両親や大人に依存したい心情をもつ反面、自我の目覚めから干渉されることを嫌い自己主張が強くなる。しかし、自己抑制があまり利かないため、反抗的な態度に出る。一方で、思春期には友人を求める気持ちは一生のうちでもっとも強く、この時期の人間関係では友人がもっとも重要になる。そのため、友人から疎外されたり、いじめられることは、きわめて深刻な問題になることがある。

（3）**生理的変化**　思春期の発育において、性成熟指標や第二次性徴の発現は重要な意味をもっているが、発育段階にはかなりの個人差がある。一般に女子の場合、脳下垂体前葉等から分泌される種々の女性ホルモンの働きで女性らしさが形成される。16〜17歳ごろには成人女性としての成長が完了する。一方男子は、女子より2年ほど遅れて性腺刺激ホルモン等の作用が始まり種々の男性ホルモンの働きで18歳ごろまでに男性らしさが形成される。ホルモンはたんぱく質や脂質から合成されるので、ホルモンの発達とたんぱく質や必須脂肪酸を含む脂質の摂取状態とは深く関係してくる。

２）思春期の栄養

（1）**思春期の栄養の特徴**　この時期は、ヒトが成長する過程で肉体的にも精神的にももっとも大きな変化を示す時期である。成人としての基礎をつくるうえからも、食事の内容やとり方について十分に気をつける必要がある。また、体位の個人差が大きく、身体発育の過程も個人差があるため、食事摂取基準についても考慮して扱う必要がある。

（2）**食事摂取基準**　成長期の12〜14歳と15〜17歳における推定エネルギー必要量は、性別・年齢別基礎代謝量に身体活動レベル指数を乗じて求め、さらに体重増加のために必要なエネルギー蓄積量を加えて算出している。このことから、思春期の推定エネルギー必要量は、一生のうちでもっとも高く、とくに15〜17歳男子の値は顕著に高い（資料編：表4参照）。

　思春期においては、骨の形成が活発となるため、さまざまなミネラル相互の比率やミネラル以外の栄養成分との関係を考慮して摂取することも大切である。骨形成成分としては、カルシウム、リン、マグネシウム、たんぱく質が関与しているが、その他、大豆イソフラボン、ビタミンK、鉄、亜鉛なども丈夫な骨の形成に欠かせな

い栄養素である。

（3）最大骨量について　　骨の形成は、新陳代謝を繰り返しながら20歳くらいまでにほぼ完成し、20〜30歳代にかけて充実し、最大骨量（peak bone mass）となる（図4-13）。

思春期は、骨にカルシウムが効率よく貯蔵され、骨は急速に形成されていく。したがって、老年期に入ってからの骨粗鬆症を予防するためには、10代後半から20代にかけてカルシウムを含む食品を十分に摂取して最大骨量をできるだけ多くし、しかもその状態を維持することが重要である。年配になってからカルシウムを多量に摂取しても、骨量の減り方を緩やかにする程度の効果にしかならない。

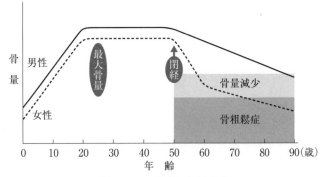

図4-13　骨量の年齢変化
出所）細井孝之監修、病気がみえる vol. 3、メディックメディア、2014年、p. 136 より引用改変

（4）間食・夜食　　思春期にある子どもにとって、間食はたんなる栄養素の補給のみでなく、心理面に果たす役割も大きい。しかし、とり方によっては健康上問題となることがある。間食の過剰摂取は食欲不振を引き起こし、食事を不規則にする。間食には砂糖、脂肪、食塩を多く含む食品を摂取することが多く、それに併せ虫歯、肥満、高血圧、脂質異常症などの原因となりやすい。

夜食は、朝食時の食欲不振や肥満の原因になりやすく、生活のリズムが乱れることによる半健康の要素をそなえている。やむをえず夜食をとる場合には、甘いものやスナック菓子、加工食品やインスタント食品などに偏らず、空腹感を癒す程度、1日の摂取エネルギーの多くても5〜10％未満となるように消化吸収のよいものを選ぶ。

（5）思春期貧血予防の食生活　　栄養バランスのとれた食事で全身の栄養を高め、造血成分の補給をすることが大切である。獣鳥肉、魚肉など動物性食品に含まれるヘム鉄は、穀類や野菜など植物性食品に含まれる非ヘム鉄に比べて鉄の消化管吸収効率が高い（第1章10頁参照）。造血成分となる鉄のほか、さらに良質たんぱく質、ビタミンB_6、B_{12}、C、葉酸、銅を多く含む食品の摂取を心掛けることが有効となる。また、鉄分は早食いなどによる咀嚼不十分な場合、吸収されにくい。食物をよくかみ消化吸収しやすくすることも大切である。さらに胃酸によって鉄分は吸収されやすい形になるので、胃酸が十分分泌されるように消化器を丈夫にしておくことも重要である。

茶、コーヒーに含まれるタンニンは鉄と結合して不溶性となり、

骨の形成：　骨は細胞からできており、ホルモンやビタミンの助けを受け、絶えずつくり変えられている。カルシウムなどを材料として新しい骨をつくる骨芽細胞と、古くなった骨を壊して溶かす破骨細胞の2種類の細胞が新陳代謝を繰り返している。

好ましい夜食：　消化吸収のよい糖質を中心として、疲労を回復するビタミンを補うのが合理的。
例）季節の果物、果物ジュース、ホットミルク、ホットココア、カスタードプディング、うどん、雑炊、お粥など。

鉄の吸収を悪くする。これらタンニンを含む飲み物は、食事時とは切り離して飲むように心掛ける。

（6）思春期に不適切な食生活・生活習慣　思春期半ば以降は学校給食が終了することにともない、昼食を各自で確保しなければならなくなり、摂食する食品の選択は自主的に行う機会が多くなってくる。また、学童期に比べて思春期の**睡眠時間**は短い傾向にあり、しかも生活リズムは夜型にずれやすい。就寝時間、起床時間の遅延から朝食の欠食も多くなりやすい。

3）思春期に栄養や生活習慣が関係する病態・疾患

（1）思春期貧血　13歳ごろになると、とくに女子では貧血になることが比較的多い。原因としては、思春期の急激な身体発育による鉄需要や月経開始による鉄喪失に対して、食事からの鉄補給が不十分なことがあげられる。このような貧血の大部分は鉄欠乏性貧血である。さらに、不合理な節食、欠食、美容上の目的から無理な食事制限を行うことなどが、貧血の発生に拍車をかけている。

思春期貧血の特徴は、小学生のころは貧血がまったくなかったのに、中学生、高校生になると罹る率が上昇することである。思春期になると身体が急激に成長するため、体内の血液量も増え、血液をつくる材料の必要量も増加するからである。思春期直前の10歳と思春期ピークである14歳の平均身長と体重には大きな差があり、わずか4年間で急激に成長する。人体の血液量は体重の約8%を占めている。10歳のときに比べて14歳になると男子は1.6倍、女子は1.5倍に増加している。そこで、栄養バランスの悪い食事をしていると、十分な鉄分摂取ができていない状態に陥りやすい（表4-18）。

貧血とは赤血球のなかに含まれる血色素（ヘモグロビン）の量が少ないことである。血色素は身体の組織や細胞に酸素を運ぶ重要な役割を果たしており、血色素が少なくなると身体が酸素不足に陥り、種々の**症状**が現れる。

（2）起立性低血圧　自律神経機能失調のために生じる。心身両面からのアプローチが必要となる。症状としては、立ちくらみ、めまい、息切れ、入浴後気分が悪くなる、乗り物に酔いやすい、動くと動悸がするなど。

（3）摂食障害　思春期の心身症のなかでも代表的な疾患の1つであり、とくに女性が多く発症しやすい。摂食障害には神経性食

表4-18　年齢別男女の平均身長・体重

	男		女	
年齢	10歳	14歳	10歳	14歳
身長	138.8cm	165.3cm	140.1cm	156.6cm
体重	34.1kg	54.0kg	34.1kg	49.9kg
（血液量）	(2.73L)	(4.35L)	(2.73L)	(4.00L)

出所）文部科学省、平成30年度学校保健統計調査から引用改変

貧血の主な症状：
顔色がすぐれない。
立ちくらみがする。
息切れ、心臓の動悸が起こる。
爪や結膜が白っぽい。
疲れやすい、頭が重い。
朝起きにくく、午前中不調など。

欲不振症（拒食症）と神経性過食症がある。原因としては、身体的要因、家族的要因、心理社会的要因などさまざまな要因が関与する。身体的症状としては、低体重、無月経、低体温、不整脈、便秘、徐脈、貧血、肝障害、電解質異常などがみられ、ひどいときにはけいれん、心不全、意識障害などを併発する。摂食障害では早期発見と早期治療が重要となる。家庭や学校教育のなかで早期に発見し、専門医に早めに相談する。

（4）飲酒、喫煙、薬物乱用　思春期はたばこ（ニコチン）、酒（アルコール）を含む依存性物質を使用するきっかけが生じやすい時期でもある。この時期からの飲酒、喫煙は将来の健康に大きな問題（肺がんや動脈硬化のリスクを高める、女子では早産・未熟児出産等の危険性をはらむ）を発生させる要因となるため、家庭と学校が協力して飲酒、喫煙、薬物乱用の阻止に取り組むことが必要である。

第6節　成人期・高齢期

1）成人期の特徴

　成人期とは、20歳前後から64歳までをいう。成人期は、発育期とは異なり、発育などに要する栄養素は不要で、日常の身体活動と健康の保持・増進および疾病予防のために適正な各栄養素量を確保することが栄養摂取の目的である。

　青年期（20歳前後〜29歳）は、肉体的な成熟を迎え、就職や結婚、出産や育児など社会生活の変化が大きい時期である。

　壮年期（30〜49歳）は、社会や家庭において中心的な役割を果たし、心身ともに充実した活動的な時期であるが、社会的な責任が重くなり、仕事上のストレスや疲労が増大しやすい。また、生活リズムの乱れや食生活のアンバランスなど、生活習慣が乱れがちになる。不規則な食事は栄養が偏りやすく、生活習慣病を発症させる要因の1つとなるので、日常から生活状況を考慮した適切な食事をとるように心掛けることが大切である。

　中年期・実年期（50〜64歳）は、子どもの独立や定年退職など家庭的・社会的な変化を迎える。加齢とともに基礎代謝量や代謝機能が低下し、身体の各種臓器およびその機能は成長から老化へと変化するため、生活習慣病を発症する確率が高くなる。

　さらに成人期には、**更年期**と位置づけられる時期がある。更年期は、生殖期から非生殖期への移行期であり、閉経を中心とした前後数年（40〜55歳ごろ）ともいわれる。エストロゲンの分泌低下から肥

男性の更年期：　男性ホルモンは思春期以降に分泌量が増加し、20歳代をピークにゆるやかに減少していく。女性に比べるとその減少速度はゆるやかで、更年期障害の症状が現れないことも多い。

満・脂質異常症・骨密度の低下など、生活習慣病の発症の危険性が増大する時期でもある。女性ではこの時期に間脳―下垂体―卵巣系に顕著な変化が起こるため、更年期のほてりや発汗を主訴とする更年期障害が出現することもある。更年期には、そのほかに手足のしびれ・不眠・神経質・憂うつ・めまい・全身倦怠感などの不定愁訴も増大する。

２）生活習慣病と食生活

　生活習慣病は、その発症や病気の進展、治療に食生活のあり方が深く関与していることが明らかにされている。成人期は、加齢による身体的機能の低下と過労、生活リズムの乱れや精神的ストレス、運動不足などの生活状況も健康に影響を与えるが、忙しさから食生活が不規則になり、外食や飲酒の機会が増えて栄養バランスが崩れたりと、疾病の要因が増える時期でもある。

　厚生労働省は、2008 年から成人期における健康の保持・増進の観点から**内臓脂肪型肥満**に着目した特定健診・保健指導の実施を医療保険者に義務づけた。内臓脂肪を改善することによって生活習慣病のリスクを軽減させることがねらいである。

　成人期の食事や生活習慣の蓄積は、高齢期の健康や寿命に大きく影響を与える。食事は、栄養素の過不足がないように朝、昼、夕食を摂取し、主食、主菜、副菜、汁物を組み合わせることにより適正な栄養摂取を心掛けることが重要である。

３）高齢期の特徴

　高齢者とは一般に 65 歳以上をさし、65〜74 歳までを前期高齢者、75 歳以上を後期高齢者、100 歳以上の超高齢者を百寿者という。

　高齢者のほとんどの人が、個人差はあるものの加齢とともに身体の各組織や臓器が萎縮あるいは機能低下（老化）していく。体の構成成分の比率が変化し、体内水分量が減るので脱水症状を起こしやすくなる（図4-14）。また、成人の身体は約 37 兆個の細胞から構成されているが、高齢者ではその数が減少し、70 歳では 20〜30 歳代の約 3 分の 2 にあたるといわれ、細胞数の減少は加齢にともなう生理機能の低下につながる（図4-15）。60 歳では約 60％以上の機能が維持されているが、後期高齢者ではすべての機能が低下する。

　加齢にともない、「食べる」という行動にも身体機能の低下がみられる。

① 視覚の低下：料理がみえにくくなる。
② 嗅覚の低下：においを感じる機能が衰えてくる。

> **内臓脂肪型肥満**：　肥満には脂肪がたまる場所により「内臓脂肪型肥満」と「皮下脂肪型肥満」の２つのタイプがある。メタボリックシンドロームの原因となる肥満は、内臓脂肪型肥満であり、おなかの内臓のまわりに脂肪がたまるタイプの肥満（リンゴ型肥満）で、皮下脂肪型肥満は皮膚の下にある組織に脂肪がたまるタイプの肥満（洋ナシ型肥満）である（第５章、102 頁参照）。

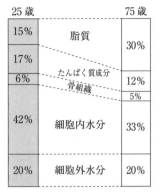

図 4-14　主要体成分の加齢による
　　　　変化

出所）栄養学・食品学教育研究会編、
　　　特殊栄養学、同文書院、1983
　　　年より引用

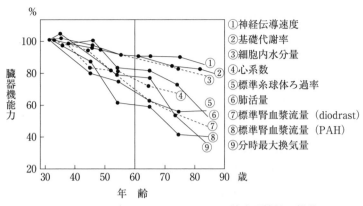

①神経伝導速度
②基礎代謝率
③細胞内水分量
④心系数
⑤標準糸球体ろ過率
⑥肺活量
⑦標準腎血漿流量（diodrast）
⑧標準腎血漿流量（PAH）
⑨分時最大換気量

図 4-15　30 歳を 100 としたときの諸生理機能の推移

出所）栄養学・食品学健康教育研究会編、栄養指導論、同文書院、1988 年

表 4-19　1 個の有郭乳頭
　　　　中の味蕾の数

年齢	数
0〜11 カ月	241
1〜3 歳	242
4〜20 歳	252
30〜45 歳	200
50〜70 歳	214
74〜85 歳	88

出所）澤純子・森基子・玉川
　　　和子著者代表、応用栄
　　　養学、医歯薬出版、
　　　2006 年、p. 28

表 4-20　味覚の年齢的変化（閾値）

（%）

年齢（歳）	15〜29	30〜44	45〜59	60〜74	75〜89
甘味	0.540	0.552	0.604	0.979	0.914
塩味	0.071	0.091	0.110	0.270	0.310
酸味	0.0022	0.0017	0.0021	0.0030	0.0024
苦味	0.000321	0.000267	0.000389	0.000872	0.000930

出所）澤純子・森基子・玉川和子著者代表、応用栄養学、医歯薬
　　　出版、2006 年、p. 28

　③　味覚の低下：年をとるにしたがって、味を感じる受容器であ
る味蕾の数が減少するため（表 4-19）、味を感じる最低濃度（閾値）
が上昇し、とくに塩味と甘味が感じにくくなり、濃い味つけを好む
ようになる（表 4-20）。

　④　咀嚼力の低下：歯が弱くなったり、入れ歯のため、硬い物が
食べづらくなる。

　⑤　嚥下力の低下：むせやすくなり、誤嚥による肺炎を起こすこ
とがある。

　⑥　消化吸収力の低下：唾液、胃液、膵液および腸液を分泌する
粘膜細胞が萎縮して、消化液が減少する（図 4-16）。

　⑦　腸の蠕動運動の低下：便秘になりやすくなる。

　⑧　喉の渇きの鈍化：脱水状態を起こしやすくなる。

4）高齢期の栄養と食事

（1）高齢期の栄養　　高齢期は老化による生理的変化と身体活

動量の減少により、各栄養素の必要量が減少する。しかし、体を動かしていなくても、体温を保つ、呼吸をする、心臓を動かすなどの生命活動のためにエネルギーは消費されており、この生命を維持するために最低限必要なエネルギーを基礎代謝という。**低栄養**にならないように、高齢者に必要な栄養素を十分にバランスよく確保し、不足しないように食事計画をたてる。そのなかでもとくに、たんぱく質とエネルギーが十分にとれていない状態のことを **PEM** といい、寝たきり状態が起きやすくなる。PEM は、血清のアルブミン値が一定以下になっているか、また体重がどれくらいの割合で減少しているかなどから判断される。

低栄養状態は、体の筋肉や脂肪量などを減少させ、免疫力の低下も招き感染症に罹りやすくなり、さらに疾病の回復を遅らせることになる。

（2）**高齢期の食事と調理**　高齢者は過去の食習慣で形成された嗜好傾向をもつので、好みを取り入れたり、季節感に富む食品を使ったり、行事に合わせるなど、精神的満足感が得られるような食事づくりが大切である。

①　食品および調理法の工夫　高齢者が食べやすいように食品および調理法を工夫する（表4-21）。

②　調理形態の工夫

　・やわらかくする。

　・細かく切る。

　・表面をなめらかにする。

　・飲み込みやすい形をつくる。

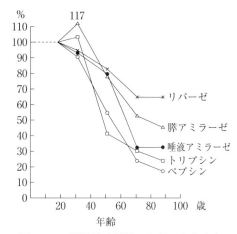

図 4-16　消化酵素活性の加齢にともなう変化

出所）栄養学・食品学教育研究会編、特殊栄養学、同文書院、1983 年より引用

低栄養：　栄養素の摂取が生体の必要量より少ないときに起こる体の状態。

PEM：　Protein Energy Malnutrition の略。たんぱく質・エネルギー欠乏（症）。たんぱく質とエネルギーが十分にとれていない低栄養状態のこと。

表 4-21　食品および調理法の高齢者への工夫

食品・調理法	工夫
穀　類	喫食者に応じて粥～軟飯にする。餅の代わりに白玉団子にする。
いも類	マッシュ状にする、あんをかけて乾燥を防ぐ。
豆　類	外皮は消化吸収が悪いので、裏ごしして除く。豆腐は加熱しすぎないようにする。
野菜類	小さく切る、繊維に直角に切る、裏ごす、やわらかく煮るなどする。
肉　類	やわらかい部位を用いる、ひき肉にする、小さく切る、やわらかく煮込むなどする。
魚介類	骨を除いて供する。さばはアレルギーを起こしやすいので注意する。
鶏　卵	卵はだし汁などで希釈して調理する。オムレツは加熱中に空気を入れてやわらかく仕上げる。
乳　類	加熱により膜ができたり、酸により凝固物ができるので加熱しすぎない。
煮　物	やわらかく煮る。魚介類や肉類は加熱しすぎると硬くなるので気をつける。
蒸し物	卵など蒸しすぎると硬くなり見栄えも悪くなる。加熱後、あんをかけると食べやすくなる。
焼き物	表面が脱水して硬くなるので、焼いた後に煮汁で煮るとやわらかくなる。
揚げ物	揚げた後に煮汁で煮たり、大根おろしを添えると硬い衣がやわらかくなる。
炒め物	硬い食材は繊維に直角に切って炒める。一度ゆでてやわらかくしてから炒める。
和え物	酸味が強いとむせやすい。ごまやピーナッツはなめらかにすってから和える。
汁　物	とろみをつけると飲みやすい。

・とろみをつける。

・手でつかみやすい形にする（巻きずし、おにぎりなど）。

・スプーンやフォークで食べやすくする。

③　味つけ等の工夫

・**薄味料理のポイント**を参考に、薄味にする。

・**高齢者の嗜好の特徴**を考慮する。

・**料理の適切な温度**にする。

・**旬**の食材を使って季節感を取り入れる。

④　楽しい食事の演出　　食事は、生活のなかの大きな楽しみである。栄養だけでなく、「おいしく」「楽しく」食べるために食空間を演出する工夫も必要である。

・色と食生活：料理では色が重要な要素となる。食欲を増進させる色としては、赤やオレンジ、黄、緑など、食欲を減退させる色としては、青や黒などがあるので、盛り合わせる料理の色や食器の色との調和などを考慮する（表4-22）。

・食器・食具：適温状態で食べられるような保温食器や軽くて手になじみやすい木製の器などを使用する。グラス類は、脚が長く細いものは避け、安定感のあるものにする。カトラリー類（フォーク、スプーンなど）は、握りやすくて軽いものにする。

・行事食：年間を通してさまざまな行事があり、行事食がつきものである（表4-23）。季節を感じることのできる行事食を取り入れることで食欲が増したり、食事を楽しむことができる。

(3) 体が不自由なときの食事の配慮

①　肢体不自由のとき　　程度に応じて自力で食べられる人、食べられない人がいるが、残存機能を活かすためにもできるだけ自力で食べられるよう対応する。手でつまめるような大きさ、**蛇腹切り**

薄味料理のポイント：
①新鮮な旬の材料を使う。
②味を表面につける。
③だしのうま味を利用する。
④酸味を利用する。
⑤香辛料や香味野菜を利用する。
⑥焼き味・焦げ味を利用する。
⑦塩味は重点的に使う。

高齢者の嗜好の特徴：
①パンより米や麺類を好む。
②肉類より魚介類を好む。
③シチューよりみそ汁を好む。
④日本料理を好む。
⑤しょうゆ、みそ、酢を好む。
⑥あっさりした料理を好む。
⑦牛乳・乳製品は好まない。

料理の適切な温度：　おいしいと感じる温度は体温±25～30℃の範囲にあるといわれている。温かいものは60～65℃、冷たいものは10～15℃くらいで食べられるようにすることが望ましい。

旬：　魚介類、野菜、果物などには、旬がある。旬のものは、味がよく、栄養価も高く、安価であるという利点がある。食事に季節感を取り入れることで心を和ませ、情緒も豊かにするので、積極的に利用する。

表4-22　色のイメージ

色相	イメージ
赤	活動的、歓喜
オレンジ	喜び、元気
黄	陽気、楽しい
緑	平静、安らぎ
紫	高貴、神秘
白	清潔、純粋

表4-23　主な行事とその料理例

実施月	行事	料理例
1月	正月	お節料理、雑煮、お屠蘇、鏡餅
2月	節分	いり豆、いわし料理
3月	桃の節句	ちらしずし、はまぐり汁、ひし餅、あられ、白酒
5月	端午の節句	たいかぶと焼き、柏餅、ちまき
7月	七夕	そうめん、冷やし鉢、あゆ塩焼き
	お盆	精進料理、天ぷら、ずいき
9月	お月見	月見団子、さといも、栗、枝豆、菊酒
	お彼岸	精進料理、おはぎ、彼岸団子
12月	冬至	かぼちゃ料理、ゆず
	クリスマス	鶏肉料理、クリスマスケーキ
	大晦日	年越しそば

のようにフォークで刺しやすい切り方、食欲がわくような盛りつけ、食べやすい食器を準備するなどの配慮をする。

食器は、深めで縁があり、座りがよく安定した器を選ぶ。滑り止めマットなどを利用すると食器が動かず食べやすい。食事介助に便利な道具が市販されている（図4-17）。

② 咀嚼力が低下したとき　歯の欠損やあごの筋肉の衰えなどにより食物をかむ力が弱くなるので、かむ回数や力がかからないようにするなどの工夫をする。

- やわらかい食品を選ぶ。
- 肉は薄切り肉やひき肉を使用する。
- にんじんなど硬い野菜は、繊維に直角に切る。
- 大根などは**かくし包丁**を入れる。
- 破断力の大きい食品（こんにゃく、いかなど）は避けるか、細かく切る。
- 咀嚼の程度によって裏ごす、すりつぶす、ミキサーにかける（食欲が減退しないように見せてからミキサーにかける。水分が増すので、食事回数を多くする）。

市販商品の**ユニバーサルデザインフード**のパッケージには、消費者が選択しやすいように、「かたさ」や「粘度」に応じた４区分と**ロゴマーク**が記載されている（日本介護食品協議会の規格）。

③ 嚥下力が低下したとき　**嚥下障害**があると**誤嚥**を起こしやすく、むせて本人が苦しむばかりでなく、誤嚥性肺炎や窒息などの

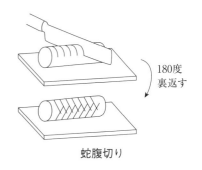

180度
裏返す

蛇腹切り

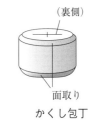

（裏側）

面取り

かくし包丁

ユニバーサルデザインフード：　日常の食事から介護食まで幅広く使用できる、食べやすさに配慮した食品。その種類も多く、レトルト食品や冷凍食品などの調理加工食品をはじめ、飲み物や食事にとろみをつける「とろみ調整食品」などがある。

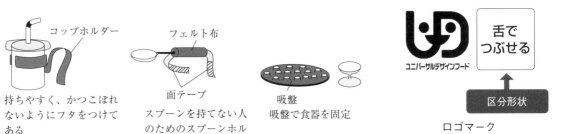

コップホルダー

持ちやすく、かつこぼれないようにフタをつけてある

フェルト布

面テープ

スプーンを持てない人のためのスプーンホルダー

吸盤
吸盤で食器を固定

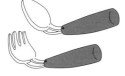

角度をつけることにより持ちやすくする

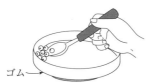

ゴム

皿底にゴムをつけ、滑らないよう工夫

図4-17　食事介助に便利な道具

出所）山口和子編著、栄養・調理、建帛社、1990年、p.58より引用改変

舌で
つぶせる

ユニバーサルデザインフード

区分形状

ロゴマーク

嚥下障害：　飲食物がうまく飲み込めない、むせる、飲み込んだものが食道でつかえるといった障害をいう。認知症高齢者や寝たきり高齢者、とくに脳卒中などにより運動障害や失行のある人に多い。また、嚥下障害時には誤飲による嚥下性肺炎に注意する。

危険を招くことになりやすい。

　流動性があり、口あたりがなめらかでのどを通りやすいものがよく、酸味の強いもの、刺激の強いものは避ける（表4-24）。

　④　下痢・便秘のとき　　高齢者は、消化酵素の分泌腺の委縮にともなう吸収機能の低下があるため、胃の不快感や下痢などを起こしやすく、また、食事量の低下ややわらかい食物に偏りがちになるので便秘になりやすい。下痢および便秘の場合の食事の注意点を表4-25に示した。

　下痢、発熱、嘔吐などで水分喪失が起こり、水分摂取に問題があると、脱水状態になることが多い。脱水状態になると、血液は粘り気を増し、脳梗塞や心筋梗塞が起きやすくなるので、のどの渇きを感じていなくても水分補給をするようにする。

　⑤　味覚障害のとき　　味覚障害とは「何を食べても味がない」「口の中に何もないのに苦く感じる」などの味覚に関する症状全体をさす。味蕾細胞がつくり替えられるときに亜鉛が必要になるが、偏食による亜鉛欠乏や薬の副作用（**薬物性味覚障害**）、加工食品の多用（食品添加物のなかには、亜鉛が体内で吸収されるのを阻害するものがある）が主原因として考えられる。亜鉛の多い食品を摂取するようにする（資料編：表23参照）。

　⑥　骨粗鬆症のとき　　高齢者は、腸管からのカルシウムの吸収

誤嚥：　飲み込んだ食物が食道へ入らず、気管や肺に入ってしまうこと。食物が肺に入ると、微生物の感染などにより、肺炎を起こす場合がある（誤嚥性肺炎）。

薬物性味覚障害：　薬を飲んだことによって起こる薬物性味覚障害では、全体的に味を感じなくなる、一部の味が低下するという症状がよくみられる。原因となる薬には降圧薬、消化性潰瘍治療薬、抗うつ薬、抗菌薬、抗がん薬などがある。

表4-24　飲み込みやすい食事形態と飲み込みにくい食事形態

飲み込みやすい	プリン状	カスタードプディング、ババロア、ムース、卵豆腐
	ゼリー状	牛乳ゼリー、寒天寄せ、煮こごり
	マッシュ状	ポテト、かぼちゃ
	かゆ状	おかゆ、パンがゆ、くずゆ
	乳化状	牛乳、ヨーグルト、アイスクリーム
	あんかけ状	くずやでんぷんなどのあん
飲み込みにくい	繊維状	たけのこ、セロリー、ごぼう
	スポンジ状	カステラ、食パン、凍り豆腐
	かまぼこ状	かまぼこ、ちくわ
	液体と固体の混合物	お茶漬け、五分がゆ、水分の多い果物
	喉に貼りつく	のり、わかめ、薬物野菜、硬いマッシュポテト
	酸味が強い	酢の物、かんきつ類

表4-25　下痢および便秘の場合の食事の注意点

下痢	刺激物の多量摂取を避ける（カレー粉、わさび、炭酸飲料など）。 脂質の多いものは避ける（ハム、ベーコン、脂質の多い肉・魚、天ぷらなど）。 繊維の硬いものは避ける。 牛乳は下痢を助長する場合があるので避ける。 十分咀嚼する。 胃腸への刺激が少ないものをとる。 水分補給をする。
便秘	食物繊維の多い食品を摂取する（いも類、海藻類、おから、小松菜、れんこんなど）。 腸を刺激するもの、炭酸飲料、酸味の多い果物などをとる。 水分を十分にとる。

表 4-26　骨づくりに必要な栄養素

栄養素	多く含む食品	役割
カルシウム	牛乳、小魚、ひじき	骨の主成分
ビタミン D	魚類、干ししいたけ	カルシウムの腸管吸収促進
ビタミン K	納豆	骨形成促進、骨量減少抑制
ビタミン C	野菜、果物	コラーゲンの形成
たんぱく質	魚、肉、卵、乳製品	コラーゲンの形成

が低下し、また、尿中、便中への排泄が増加する。骨密度が加齢に
ともなって低下し、**骨粗鬆症**を起こしやすい。若年期から骨にカル
シウムを蓄えておき（表 4-26）、高齢になってもカルシウムを十分
に摂取し適度な身体活動を継続する（資料編：表 13、表 21 参照）。

> **骨粗鬆症：**　骨組織に占める骨質の
> 割合が減少し、骨折しやすくなる疾
> 患のこと。

●引用・参考文献
足立己幸編著、食生活論、医歯薬出版、1987 年、pp. 174-185
伊藤隆太、母乳への薬物の移動、ファルマシア、14（1）、1978 年、pp. 53-
　56
伊東宏晃、我が国における妊娠高血圧症候群と栄養管理について、栄養学
　雑誌、69（1）、2011 年、pp. 3-9
伊藤昌春・草薙康城、妊娠高血圧症候群、日本産科婦人科雑誌、58（5）、
　2006 年、pp. 61-70
上田玲子編著、新版子どもの食生活―栄養・食育・保育、ななみ書房、
　2011 年
栄養学・食品学教育研究会編、特殊栄養学、同文書院、1983 年
小川雄二編著、子どもの食と栄養演習、建帛社、2011 年
介護福祉士養成講座編集委員会編、生活支援技術 I（第 2 版）、中央法規出
　版、2011 年
厚生労働省、授乳・離乳の支援ガイド（http://www.mhlw.go.jp/
　shingi/2007/03/dl/s0314-10_07.pdf）
厚生労働省、日本人の食事摂取基準（2005 年版）、第一出版、2005 年
厚生労働省、日本人の食事摂取基準（2010 年版）
厚生労働省、平成 17 年度乳幼児栄養調査結果、2006 年
厚生労働省、平成 22 年乳幼児身体発育調査報告書、2011 年
巷野悟郎・向井美惠・今村榮一監修、心・栄養・食べ方を育む　乳幼児の
　食行動と食支援、医歯薬出版、2008 年
財団法人母子衛生研究会、妊娠・出産の情報、妊娠中の母体の変化と胎児
　の発育」（http://www.mcfh.or.jp/jouhou/fukudokuhon/content_1.html）
坂元正一・水野正彦・武谷雄二監修、プリンシプル産科婦人科学 2（改訂
　版）、メジカルビュー社、1998 年、pp. 7-172、pp. 179-304、pp. 807-812
坂本元子編、子どもの栄養・食教育ガイド、医歯薬出版、2001 年
澤純子・森基子・玉川和子著者代表、応用栄養学、医歯薬出版、2006 年
児童生徒の食生活等実態調査報告書（平成 12 年度・17 年度）
杉山陽一、産科学、金芳堂、2003 年、pp. 104-106
「健やか親子 21」推進検討会、妊産婦のための食生活指針―「健やか親子
　21」推進検討会報告書（http://www.mhlw.go.jp/houdou/2006/02/h0201
　-3a.html）
咀嚼研究センター設立推進グループ編、噛まない人はだめになる、風人社、
　1987 年
高島力・佐々木康人監修、標準放射線医学、医学書院、2003 年、pp. 789-
　792
堤ちはる・土井正子編著、子育て・子育ちを支援する　子どもの食と栄養、
　萌文書林、2011 年
東京都教育委員会、平成 19 年度児童・生徒の健康に関するアンケート調査
　報告書
独立行政法人日本スポーツ振興センター、平成 17 年度児童生徒の食生活等
　実態調査報告書
中里トシ子・市川朝子編著、食生活と健康（第 4 版）、八千代出版、2005
　年
本庄英雄・島田和幸編集、女性の医療学―外来で役立つ実践ガイド、永井

　書店、2007 年、pp. 38-46

峯木真知子・高橋淳子編、子どもの食と栄養、みらい、2011 年

文部科学省、学校給食実施基準及び学校給食実施基準施行について、2009 年

文部科学省、学校保健統計（平成 22 年度）

柳沢幸江・田沼敦子、Welcome to かむかむクッキング、医歯薬出版、2001 年

山口和子編著、栄養・調理、建帛社、1990 年

Luck W, Nau H, Nicotine and cotinine concentrations in the milk of smoking mothers: influence of cigarette consumption and diurnal variation, *European Journal of Pediatrics*, **146**, pp. 21-26, 1987

J. A. Mennella, G. K. Beauchamp, The transfer of alcohol to human milk, Effects on flavor and the infant's behavior, *The New England Journal of Medicine*, **325**, pp. 981-985, 1991

E. E. Tyrala, W. E. Dodson, Caffeine serection into breast milk: *Archives of Disease in Childhood*, **54**, pp. 787-789, 1979

第5章　食事と生活習慣病

食習慣、**運動習慣**、休養、喫煙、飲酒などの生活習慣が、病気の発症に関与する疾患群を生活習慣病といい、肥満症、高血圧症、動脈硬化症、糖尿病、骨粗鬆症などがある。これらの慢性疾患は、一夜にして発症するものではなく、毎日の生活習慣と密接な関係があり、とくに日常の食習慣が病気の発生に関与しているので、生活習慣病にならないための食生活を心掛けることが大切である。

> **運動習慣：**　国民健康・栄養調査では「運動習慣のある者」を、1回30分以上の運動を週2日以上実施し、1年以上継続している人としている。

第1節　メタボリックシンドローム

1）メタボリックシンドロームの概念とアセスメント

メタボリックシンドロームとは Metabolic（代謝）、Syndrome（症候群）、直訳すると「代謝異常症候群」という意味である。内臓脂肪の蓄積によりインスリンの働きが低下し、糖代謝異常、脂質代謝異常、高血圧などの動脈硬化の危険因子が集積した状態をいい、これが引き金となり、狭心症、心筋梗塞、脳卒中などで亡くなる率が増えているため、大きな社会問題として取り上げられている。メタボリックシンドロームを取り巻く主な原因とその関わりを図5-1に示す。

メタボリックシンドローム診断基準は、2005年4月に制定され、

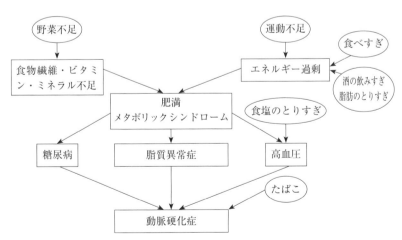

図5-1　生活習慣病の原因と相互の関わり

出所）野々村瑞穂編著、知っておきたい食生活の基礎知識―「食育」の実践のために、第一出版、2007年より引用

臍の高さの腹囲が男性で85cm以上、女性で90cm以上の場合、さらに以下の3症状中2つ以上が該当する場合をいう。

① 中性脂肪150mg/dL以上、HDLコレステロール40mg/dL未満のいずれかまたは両方

② 収縮期血圧が130mmHg以上、拡張期血圧が85mmHg以上のいずれかまたは両方

③ 空腹時の血糖が110mmHg/dL以上

2）メタボリックシンドロームの予防と改善

基本は適正な食事と継続的な運動である。

（1）食事療法 適正体重1kgあたりに必要なエネルギー量は表5-1に示すとおりである。適正な食事量と同時によくかんで食べる習慣をつけることは、食べ物を小さくして唾液とよく混ざり消化・吸収がよくなり、しかも食事時間が長くなることで、満腹中枢を満たす効果もある。また、内臓脂肪が蓄積しやすい人の食事内容は、間食（甘味菓子等）が多い、緑黄色野菜が少ないなどの傾向がみられるので気をつける。

（2）運動療法 運動は内臓脂肪を減少させる有効な手段である。内臓脂肪型肥満の人には自動車による移動など、日常生活の運動不足が目立つので、生活のなかに継続的な活動量を増やす工夫が必要である。1日の歩数を通常より2割くらい多くするよう、万歩計などを使い自分の身体活動量を把握する。

表5-1 適正体重1kgあたり1日に必要なエネルギー量（目安値）

デスクワークが中心の人	25〜30kcal
立ち仕事、外回りが多い人	30〜35kcal
体をよく動かす仕事の人	35〜40kcal

第2節 肥満症

1）肥満症の概念とアセスメント

肥満とは、体脂肪組織に脂肪が過剰に蓄積した状態で、過体重とは区別される。成人の場合、体脂肪率が男性25%、女性30%以上になると肥満と判定される。

脂肪が皮下に多く分布した皮下脂肪型肥満は、下半身型あるいは洋ナシ型と表現され女性に多くみられる。脂肪が腹腔内に分布する内臓脂肪型肥満はリンゴ型と呼ばれ男性に多くみられる。

肥満の判定には体脂肪率の評価が必要であるが、通常は、身長に対する体重の比率が脂肪蓄積量に関係することから、BMIによる肥満の判定基準が使用され、日本では生活習慣病のリスクが増加し始める25を判定基準としている（第2章26頁 図2-6、図2-7、表5-2）。

肥満は、動作困難、疲れやすい、多汗、下肢の障害などを起こし

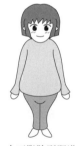 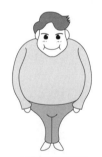

皮下脂肪型肥満　　内臓脂肪型肥満
（洋ナシ型）　　　（リンゴ型）

表5-2 肥満度分類（日本肥満学会）

BMI	判定	区分
18.5未満	低体重	非肥満
18.5以上25未満	普通体重	
25以上30未満	肥満（1度）	肥満※
30以上35未満	肥満（2度）	
35以上40未満	肥満（3度）	高度肥満※
40以上	肥満（4度）	

※健康障害あり、または内臓脂肪蓄積ありの場合は、肥満症、高度肥満症という（診療ガイドライン2016より作成）。

やすく、内臓脂肪型肥満では、糖尿病、高血圧症、脂質異常症、動脈硬化症、痛風など多くの疾患を合併しやすい。

２）肥満症の予防

　肥満の予防の基本は、体重管理である。減量は月に２〜４kgを目標にするのが望ましい。

　①　適正エネルギー量を設定する：摂取エネルギー量が消費エネルギー量を下回るようにする。

　②　たんぱく質を十分に摂取する：たんぱく質は身体の構成成分として不可欠なので、1.2〜1.5g/標準体重（kg）を確保する。

　③　脂肪の摂取を控える：脂肪には1gあたり9kcalのエネルギーがあり、体重増加しやすいのでとりすぎないようにする。とくに飽和脂肪酸の多い食品（バター、ラード、肉類の脂身）を控える。

　④　糖質は極力減らす：糖質は中性脂肪に変わりやすく、体脂肪となって肥満の原因になるので控える。

　⑤　ビタミンとミネラルは十分にとる：エネルギー制限によってビタミンB群、カルシウム、鉄などが不足するので十分にとる。

　⑥　食物繊維を十分にとる：糖質や脂肪の吸収を遅延させる。

　⑦　アルコールを制限する：高エネルギーであり、脂肪に転換されやすく、体脂肪増加の原因となる。

　⑧　欠食しないで１日３回、規則正しく、ゆっくりよくかんで食べる。

第３節　高血圧症

１）高血圧症の概念とアセスメント

　血圧とは、全身を循環する血液が、血管壁に与える圧力のことをいい、この血圧値が慢性的に一定の基準を超えている状態が高血圧症である。高血圧自体は、とくに自覚症状をともなうことはないものの、血圧の高い状態が長く続くと、血管や臓器にさまざまな障害をもたらし、脳卒中、心筋梗塞、腎疾患などの疾患を起こしやすくなる。また、インスリン感受性を低下させ、糖質代謝を悪化させるため、糖尿病網膜症や腎症の進展要因にもなる。このように、高血圧を悪化させると生命を脅かすような重い合併症を引き起こすため、早期に発見し、血圧を適正な状態にコントロールすることが重要である。血圧が高くなる成り立ちを図5-2に示す。

　血圧には心臓が収縮したときの血圧（最高血圧、収縮期血圧）と、心臓が拡張しているときの血圧（最低血圧、拡張期血圧）があり、こ

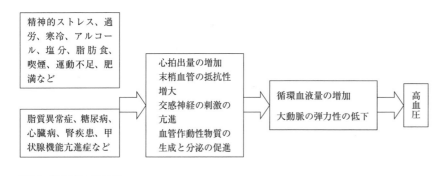

図5-2　血圧が高くなる成り立ち

表5-3　成人における血圧値の分類（mmHg）

分　類	診察室血圧			家庭血圧		
	収縮期血圧（最高血圧）		拡張期血圧（最低血圧）	収縮期血圧（最高血圧）		拡張期血圧（最低血圧）
正常血圧	＜120	かつ	＜80	＜115	かつ	＜75
正常高値血圧	120〜129	かつ/または	＜80	115〜124	かつ	＜75
高値血圧	130〜139	かつ/または	80〜89	125〜134	かつ/または	75〜84
Ⅰ度高血圧	140〜159	かつ/または	90〜99	135〜144	かつ/または	85〜89
Ⅱ度高血圧	160〜179	かつ/または	100〜109	145〜159	かつ/または	90〜99
Ⅲ度高血圧	≧180	かつ/または	≧110	≧160	かつ/または	≧100
（孤立性）収縮期高血圧	≧140	かつ	＜90	≧135	かつ	＜85

表5-4　降圧目標（mmHg）

	診察室血圧（mmHg）	家庭血圧（mmHg）
75歳未満の成人[1] 脳血管障害患者（両側頸動脈狭窄や脳主幹動脈閉塞なし） 冠動脈疾患患者 慢性腎臓病患者（蛋白尿陽性）[2] 糖尿病患者 抗血栓薬服用中	＜130/80	＜125/75
75歳以上の高齢者[3] 脳血管障害患者（両側頸動脈狭窄や脳主幹動脈閉塞あり、または未評価） 慢性腎臓病患者（蛋白尿陽性）[2]	＜140/90	＜135/85

※1）高血圧未治療で病院での血圧が130-139/80-89mmHgの場合、低・中等リスク患者では生活習慣の修正を開始または強化し、高リスク患者ではおおむね1カ月以上の生活習慣修正で降圧しなければ、降圧薬治療を含めて、最終的に130/80mmHg未満を目指す。すでに降圧薬治療中で130-139/80-89mmHgの場合、低・中等リスク患者では生活習慣の修正を強化し、高リスク患者では降圧薬治療の強化を含めて、最終的に130/80mmHg未満を目指す。
※2）随時尿で0.15g/gCr以上を蛋白尿陽性とする。
※3）併存疾患などによって一般に降圧目標が130/80mmHg未満とされる場合、75歳以上でも忍容性があれば個別に判断して130/80mmHgを目指す。
出所）表5-3、5-4は日本高血圧学会、高血圧治療ガイドライン2019より引用改変

の両方の値から診断される。

　高血圧の診断基準では、診察室血圧が140/90mmHg、家庭血圧

が 135/85mmHg 以上を高血圧と定義している（表5-3）。また、小児期の高血圧が成人期における本態性高血圧へ移行することから、早期からの予防を促す意味で、小児・青年期の高血圧判定基準も作成されている。

２）高血圧症の予防

高血圧を招く生活習慣を改善することが大切である。

① 適正体重を維持する：BMI 25 未満を目安にする。

② 運動習慣を身につける：運動は血圧低下に効果的である。

③ 食塩のとりすぎに注意する：塩分の過剰摂取は血圧上昇を招くので1日 6g 未満を目安とする。

④ カリウムの多い野菜や果物を積極的に摂取する：ナトリウムの排泄を促して血圧が下がる。

⑤ **カルシウム**を摂取する：血管の収縮に関与する。

⑥ たんぱく質を摂取する：たんぱく質は、尿中にナトリウムを排泄し、血管保護作用もある。

⑦ 脂質内容を適正化する：肉類の脂身部位を控え、魚を積極的に摂取する。

⑧ 食物繊維を摂取する：腸内でナトリウムを吸着して、便中へ排泄を促進することにより血圧を下げる。

⑨ アルコールを控える：エタノールで血圧が上昇する。

⑩ ストレスを回避する：ストレスは交感神経を興奮させて血圧を上昇させる。

> **カルシウム：** 高血圧症の改善に処方される薬剤にカルシウム拮抗薬がある。血管の筋肉の収縮を妨げることで、血管が拡張し、血圧を下げる作用がある。しかし、グレープフルーツジュースの成分により、肝臓での薬剤の代謝が阻害され、血中濃度が高く維持されることで、降圧作用が増強し、血圧が下がりすぎることがある。カルシウム拮抗薬服用の際は、グレープフルーツジュースの飲用は禁忌とされている。

また、アメリカで調査・研究され、高血圧の改善に高い効果があるとされる栄養食事療法の1つに DASH 食（高血圧を防ぐ食事：dietary approaches to stop hypertension）がある。特定の栄養素や摂取する比率にこだわるのではなく、食べる食品の組み合わせに注目する食事法である。組み合わせる際のポイントを表5-5に示す。

表5-5　DASH 食のポイント

① カリウムを増やして、ナトリウムの排泄を促進して血圧を下げる。
② カルシウムを増やして、ほかの栄養素との相互作用により血圧を下げる。
③ マグネシウムを増やすことで、カルシウムと作用して血圧を調整する。
④ 食物繊維を増やすことで、血圧調整、高血糖や脂質異常症の改善を図る。水溶性の食物繊維にその効果が大きい。
⑤ たんぱく質を不足なくとることで、血管を健康に保つ。
⑥ 飽和脂肪酸とコレステロールは控えめにとることで、高血圧を改善する。

出所）瀬口正晴編著、食の科学と生活、建帛社、2011 年、p. 77

第4節　糖　尿　病

1）糖尿病の概念とアセスメント

　糖尿病は、インスリンの絶対的または相対的不足に起因し、持続性高血糖と尿糖をともなう代謝異常疾患と定義され、1型糖尿病、2型糖尿病、その他の糖尿病と妊娠糖尿病に分けられる（表5-6）。糖尿病の発症要因としては、遺伝的要因と環境要因が関与するが、わが国の糖尿病の大部分は2型糖尿病であり、糖尿病患者全体の95〜97％を占める。

　軽い糖代謝異常を発見するもっとも鋭敏な方法は、経口ブドウ糖負荷試験（OGTT）であり、ブドウ糖75gを空腹時に服用し、服用前と2時間後に血糖の測定を行う（図5-3）。

　糖尿病の診断は、臨床症状（口渇、多飲、多尿、多食、倦怠感、体重減少など）、血液検査（血糖値、ヘモグロビン A1c、糖負荷試験など）や尿検査（尿糖、尿たんぱく検査）、合併症の有無などにより総合的に判断される。

　高血糖が持続すると全身の諸臓器や組織に病変が起こり、3大合併症（網膜症、腎症、末梢神経障害）を引き起こし、ついには失明、透析治療、下肢切断などの重大な結果をもたらす。

2）糖尿病の予防

　規則正しい食習慣が確立し、適正な摂取エネルギーが維持され、

> **インスリン：**　膵臓のランゲルハンス島から分泌され、血糖値を降下させるホルモン。

> **ヘモグロビン A1c：**　ヘモグロビンに糖が結合したグリコヘモグロビンの安定型を測定したものである。1〜2カ月前の血糖コントロール状態を反映し、治療状況を判定するのによい指標となる。

表5-6　糖尿病の成因分類

```
Ⅰ. 1型（β細胞の破壊、通常は絶対的インスリン欠乏にいたる）
  A. 自己免疫性
  B. 特発性
Ⅱ. 2型（インスリン分泌低下を主体とするものと、インスリン抵抗性が主
  体で、それにインスリンの相対的不足をともなうものなどがある）
Ⅲ. その他の特定の機序、疾患によるもの
  A. 遺伝因子として遺伝子異常が同定されたもの
    (1) 膵β細胞機能に関わる遺伝子異常
    (2) インスリン作用の伝達機構に関わる遺伝子異常
  B. 他の疾患、条件にともなうもの
    (1) 膵外分泌疾患
    (2) 内分泌疾患
    (3) 肝疾患
    (4) 薬剤や化学物質によるもの
    (5) 感染症
    (6) 免疫機序によるまれな病態
    (7) その他の遺伝的症候群で糖尿病をともなうことの多いもの
Ⅳ. 妊娠糖尿病
```

出所）日本糖尿病学会、1999年

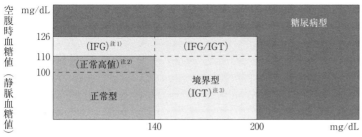

図 5-3　空腹時血糖値および 75g OGTT による区分

注 1) IFG は空腹時血糖値 110〜125mg/dL で、2 時間値を測定した場合には 140mg/dL 未満の群を示す（WHO）。ただし ADA では空腹時血糖値 100〜125mg/dL として、空腹時血糖値のみで判定している。

注 2) 空腹時血糖値が 100〜109mg/dL は正常域ではあるが、「正常高値」とする。この集団は糖尿病への移行や OGTT 時の耐糖能障害の程度からみて多様な集団であるため、OGTT を行うことが勧められる。

注 3) IGT は WHO の糖尿病診断基準に取り入れられた分類で、空腹時血糖値 126mg/dL 未満、75gOGTT2 時間値 140〜199mg/dL の群を示す。

出所）日本糖尿病学会編、糖尿病治療ガイド 2018-2019、文光堂、2018 年

栄養のバランスがとれていることが大切である。

① 適正なエネルギー量を摂取する（**標準体重**を維持する）。

② 3 大栄養素のバランスを保つ。

③ 食品の種類はできるだけ多くし、ビタミン、ミネラルを十分にとる。

④ **食物繊維**を多く含む食品を十分にとる。

⑤ 食事は欠食せずに 1 日 3 回とし、ゆっくりよくかんで食べる。

⑥ アルコールや甘い飲料、菓子などは控えめにする。

食事療法を行う際には、日本糖尿病学会編「糖尿病食事療法のための食品交換表」を利用すると便利である。食品交換表は、日常使用する食品を栄養素の種類によって 6 つに分類している。

第 5 節　脂質異常症

1）脂質異常症の概念とアセスメント

脂質異常症は、血液中の脂質、具体的にはコレステロールや中性脂肪が多すぎる場合のことである。しかし、血液中の脂肪が異常に増えても、ふつうは自覚症状がないのでそのまま放置されやすい。すると増えた脂質が血管の内側につまり動脈硬化を引き起こす。動脈硬化になってもまだ自覚症状がないためそのまま放置され、最終的に心筋梗塞や脳梗塞の発作を起こし、脂質異常症の重大さに気づく。

血液中には 4 種類の**リポたんぱく質**（第 1 章 15 頁図 1-18）が含まれ、各々の役割を担っている。**LDL**（低比重リポたんぱく質）が多す

> **標準体重**：　各種の疾病や異常の合併率がもっとも少ないときの BMI が 22 であることから標準体重は身長(m)^2×22 で算出される。

> **食物繊維**：　食物繊維のレジスタントスターチ（難消化性のでんぷん：第 1 章 3 頁参照）は、米やいもに含まれており、口のなかの唾液と混ざることで、オリゴ糖となり、消化・吸収の速度がゆるやかになる。よくかめばかむほどその効果は大きく、白米よりも玄米のほうが、さらに効果的である。

> **リポたんぱく質の種類**：　LDL はコレステロールエステルを末梢組織に運び、HDL は末梢組織の過剰あるいは不要コレステロールを肝臓に運ぶ役割を担っている。

ぎると動脈の壁に付着して動脈が厚く硬くなる。また、中性脂肪自体は動脈硬化の原因にはならないが、中性脂肪が多いと、**HDL**（高比重リポたんぱく質）が減り、LDLが増えやすくなるため、間接的に動脈硬化の原因になる。メタボリックシンドロームの診断基準であげた3項目（102頁参照）が脂質異常症についても同様の目安となる。

　原因としては遺伝的要因からくる一次性原発性と、肥満症、糖尿病、ネフローゼ症候群などからくる二次性続発性に分けられる。さらに女性の場合、**エストロゲン**（LDLを減らし、HDLを増やす働きがある）という女性ホルモンの分泌が閉経後減ってしまうことで、中性脂肪、コレステロールの値が上昇する傾向になる。

2）脂質異常症の予防

　(1) 食事療法　　食事量の調節が基本となる。標準体重1kgあたり25～30kcalとし、アルコールや糖質の過剰摂取を慎む。また、二次性の場合は、まず原病の治療が優先される。HDL不足の場合、喫煙、運動不足、肥満などが問題となるので、これらについて改善する。禁煙も勧められる心掛けの1つである。

　(2) 運動療法　　酸素を取り込みながら時間をかけて行う有酸素運動が効果的とされる。体を動かすと血液が体のすみずみに行きわたり、血液中のHDLが増え、LDLを減らす効果もある。1日20分以上、背筋を伸ばしてあごを引き、まっすぐ前をみる姿勢でリズミカルにさっさと歩く。足はかかとから地面につくようにし、足の動きに合わせて腕も大きく振る。できるだけ毎日続ける。

第6節　動脈硬化症

1）動脈硬化症の概念とアセスメント

　動脈硬化とは、動脈（心臓から送り出される血液を全身に運ぶパイプのような血管）が肥厚し硬化した状態をいい、これによって引き起こされるさまざまな病態を動脈硬化症という。若年期には、動脈はゴムのように弾力性をもち透明度も高いが、加齢とともに弾力性も透明度も失い、硬く脆くなる。このように動脈の硬化は加齢とともに誰でもある程度は起きるものである。動脈硬化の種類には**アテローム性粥状動脈硬化**、細動脈硬化、中膜硬化などの種類があるが、多くはアテローム性粥状動脈硬化である。これは脂質異常症や糖尿病、高血圧、喫煙等の危険因子により生じるとされ、最終的には動脈の血流が遮断されて、酸素や栄養素などが重要な組織に到達できなくなる結果、脳梗塞や心筋梗塞が引き起こされる。心臓にこの症状が

エストロゲン：　さまざまな体の機能を維持する女性ホルモンの1つ。代表的なものとして増骨作用を活発にする、LDLを減少させ、HDL・VLDLの増加により動脈硬化抑制、脂質代謝制御、乳腺細胞の増殖促進、インスリン作用、心臓の保護作用などがある。ただし、閉経後には、このホルモンの分泌は減少し、骨粗鬆症の生じやすい一因となる。

アテローム性粥状動脈硬化：　動脈の内側に粥状（アテローム性）の隆起（プラーク）ができる状態（図5-4）。このプラークは、長時間かけて成長し血液を流れにくくしたり、プラークが突然破れて血管内で血液が固まり（血栓）、動脈の内腔（血液の流れるところ）を塞ぐ場合、あるいは血栓が飛んでさらに細かな動脈をつまらせる（塞栓）こと。血流を遮断し臓器への酸素や栄養成分の輸送に支障をきたす。

起き、完全に血流が遮断されていない場合には狭心症という。これらはいずれも致死的疾患となるため、動脈硬化の発生予防は先進国の重要な国民保健的課題である。動脈硬化症に早めに気づく症状として足の痛みとの関連があげられる。

２）動脈硬化症の予防

LDL の血中濃度が高い場合、耐糖能障害を含む糖尿病患者、高血圧症、喫煙者などに動脈硬化は進行しやすいことが立証されているため、このような危険因子をコントロールして発症予防することが推奨される。食生活の改善、運動、禁煙などが有効とされ、生活習慣を是正したうえでの降圧薬、脂質降下薬等の併用を行う。

（1）食生活の工夫　　動脈硬化の予防には、脂肪と食塩、さらに摂取エネルギーを適正にとることが必要である。基本としてコレステロールを多く含む食品や動物性脂質を控えめにし、食べすぎにも注意する。野菜や海藻、豆類は食物繊維を含み余分なコレステロールを体外に排泄する作用があり、いわしやさんま等、青い皮の魚（DHA、EPA を多く含む）は、日本人の動脈硬化性疾患予防に有効とする疫学研究結果が報告されている。さらにご飯はいろいろなおかずとの相性がよいことから、動物性脂肪を減らし食物繊維を補えるなど、動脈硬化の予防に効果的な主食でもある。

（2）適正な運動を心掛ける　　運動を継続的に行うことは、肥満解消だけではなく、ストレスの解消にもなる。さらに運動することは HDL を増加することが立証されている。

第 7 節　骨粗鬆症

１）骨粗鬆症の概念とアセスメント

ヒトの体内のカルシウムはその 99% が骨と歯に蓄積されている。残りの 1% は血液や体液、軟組織などに含まれ、いろいろな生命維持に不可欠な働きをしており、このカルシウムが不足すると、血液中のカルシウム濃度を一定にするために、骨のカルシウムが使われることになる。骨は身体を支える役割と併せて、体液中のカルシウムを一定に保つミネラルの貯蔵庫としての役割も担っている。また、骨は細胞からできており、ホルモンやビタミンの助けを受けて、絶えずつくり変えられている。骨の細胞は 2 種類からなり、第 1 は骨芽細胞といいカルシウムなどを材料として新しい骨を形成し、第 2 は破骨細胞といい、古くなった骨を壊して吸収する、という新陳代謝を繰り返している。骨粗鬆症は、この形成と吸収のバランスが崩

足の痛みと動脈硬化：　一定の距離を歩くとふくらはぎの部分が痛くなり、立ち止まってしばらく休むと痛みが消えるという症状の人は動脈硬化症の可能性がある。動脈硬化は全身のいろいろなところで生じ、足の動脈硬化が起きている人の 7 割は、脳や心臓でも動脈硬化が起きているといわれる。脳や心臓の場合、その症状を確かめにくいが、足の動脈硬化は足の血圧を医療機関で測定してもらえるため、簡単に進行の程度を確かめる目安になる。

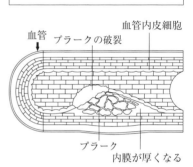

図 5-4　動脈硬化症の血管

れ、吸収が進んだときに生じる。骨の形成は、新陳代謝を繰り返しながら 20 歳くらいまでにほぼ完成し、20 歳から 30 歳代にかけて充実し、最大骨量（第 4 章 90 頁参照）となる。思春期から 20 歳前後の青年期にかけては、骨にカルシウムが効率よく貯骨され、骨は急速に形成される時期である。骨量の減少は男性の場合は、ゆるやかな減少カーブを描くが、女性の場合には、閉経後、女性ホルモン（エストロゲン）の減少により、急激な減少をきたす。エストロゲンは増骨作用を活発にし、骨塩が溶出するのを防ぐ作用がある。

2）骨粗鬆症の予防

（1）食事上の留意点　骨の形成を促進するカルシウム（多く含む食品については資料編：表 21 参照）や良質たんぱく質、肝臓や腎臓で活性化された活性型ビタミン D、ビタミン K（多く含む食品についてはそれぞれ資料編：表 15・表 17 参照）の摂取を心掛ける。さらにかんきつ類や食酢に含まれるクエン酸もカルシウムの吸収をよくする。一方、食品のなかには、カルシウムの吸収を抑制するものとして、次の 2 つの要因があげられる。

① 市販食品：リンや塩分を多く含むインスタント食品、加工食品など。

② 嗜好品：アルコール類、たばこ、カフェインを多く含む食品。とくに女性の場合、たばこは骨を守るエストロゲンの働きも抑制する。

（2）適度な運動　筋肉を動かすことで骨に適度の力学的刺激が加わり、骨芽細胞の働きがよくなり、骨へのカルシウムの取り込みが促進され丈夫な骨がつくられる。まずはウォーキングなど、継続できる運動から始める。

（3）適度な日光浴　食品から摂取するビタミン D のほか、日光にあたることでビタミン D が体内で合成される。日本の照射時間を考慮すると、散歩や買い物に行く程度でも十分に補われる。

●引用・参考文献
秋山栄一ほか、臨床栄養学概論、化学同人、2011 年
池本真二・稲山貴代、食事と健康の科学―食べること〈食育〉を考える（第 3 版）、建帛社、2010 年
瀬口正晴編著、食の科学と生活、建帛社、2011 年
種村安子ほか、イラスト　食べ物と健康、東京教学社、2008 年
中里トシ子・市川朝子編著、食生活と健康（第 4 版）、八千代出版、2005 年
日本糖尿病学会編、糖尿病治療ガイド 2018-2019、文光堂、2018 年
日本ビタミン学会監修、骨粗鬆症、学会センター関西、1996 年
野々村瑞穂編著、知っておきたい食生活の基礎知識―「食育」の実践のために、第一出版、2007 年
宮城重二、保健・栄養学系学生のための　健康管理概論、光生館、2008 年

日本人の食事摂取基準（2020 年版）

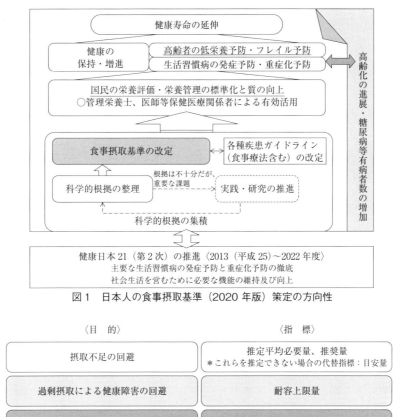

図1　日本人の食事摂取基準（2020 年版）策定の方向性

〈目　的〉　　　　　　　　　〈指　標〉

摂取不足の回避	推定平均必要量、推奨量 ＊これらを推定できない場合の代替指標：目安量
過剰摂取による健康障害の回避	耐容上限量
生活習慣病の予防	目標量

※十分な科学的根拠のある栄養素については、上記の指標とは別に、生活習慣病の重症化予防及びフレイル予防を目的とした量を設定

図2　栄養素の指標の目的と種類

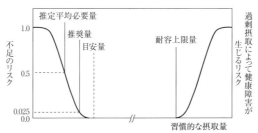

図3　食事摂取基準の各指標（推定平均必要量、推奨量、目安量、耐容上限量）を理解するための概念図

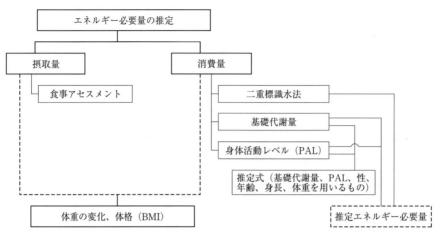

図4　エネルギー必要量を推定するための測定法と体重変化、体格（BMI）、推定エネルギー必要量との関連

表1　食事摂取基準で策定した栄養素と設定した指標（1歳以上）

		推定平均必要量（EAR）	推奨量（RDA）	目安量（AI）	耐容上限量（UL）	目標量（DG）
たんぱく質[2]		○b	○b	—	—	○3
脂　質	脂質	—	—	—	—	○3
	飽和脂肪酸[4]	—	—	—	—	○3
	n-6系脂肪酸	—	—	○	—	—
	n-3系脂肪酸	—	—	○	—	—
	コレステロール[5]	—	—	—	—	—
炭水化物	炭水化物	—	—	—	—	○3
	食物繊維	—	—	—	—	○
	糖類	—	—	—	—	—
主要栄養素バランス[2]		—	—	—	—	○3
ビタミン	脂溶性 ビタミンA	○a	○a	—	○	—
	ビタミンD[2]	—	—	○	○	—
	ビタミンE	—	—	○	○	—
	ビタミンK	—	—	○	—	—
	水溶性 ビタミンB₁	○c	○c	—	—	—
	ビタミンB₂	○c	○c	—	—	—
	ナイアシン	○a	○a	—	○	—
	ビタミンB₆	○b	○b	—	○	—
	ビタミンB₁₂	○a	○a	—	—	—
	葉酸	○a	○a	—	○7	—
	パントテン酸	—	—	○	—	—
	ビオチン	—	—	○	—	—
	ビタミンC	○x	○x	—	—	—
ミネラル	多量 ナトリウム[6]	○a	—	—	—	○
	カリウム	—	—	○	—	○
	カルシウム	○b	○b	—	○	—
	マグネシウム	○b	○b	—	○7	—
	リン	—	—	○	○	—
	微量 鉄	○x	○x	—	○	—
	亜鉛	○b	○b	—	○	—
	銅	○b	○b	—	○	—
	マンガン	—	—	○	○	—
	ヨウ素	○a	○a	—	○	—
	セレン	○a	○a	—	○	—
	クロム	—	—	○	○	—
	モリブデン	○b	○b	—	○	—

1　一部の年齢階級についてだけ設定した場合も含む。
2　フレイル予防を図る上での留意事項を表の脚注として記載。
3　総エネルギー摂取量に占めるべき割合（％エネルギー）。
4　脂質異常症の重症化予防を目的としたコレステロールの量と、トランス脂肪酸の摂取に関する参考情報を表の脚注として記載。
5　脂質異常症の重症化予防を目的とした量を飽和脂肪酸の表の脚注に記載。
6　高血圧及び慢性腎臓病（CKD）の重症化予防を目的とした量を表の脚注として記載。
7　通常の食品以外の食品からの摂取について定めた。
a　集団内の半数の者に不足又は欠乏の症状が現れ得る摂取量をもって推定平均必要量とした栄養素。
b　集団内の半数の者で体内量が維持される摂取量をもって推定平均必要量とした栄養素。
c　集団内の半数の者で体内量が飽和している摂取量をもって推定平均必要量とした栄養素。
x　上記以外の方法で推定平均必要量が定められた栄養素。

表2　参照体位（参照身長、参照体重）[1]

性　別	男　性		女　性[2]	
年　齢	参照身長（cm）	参照体重（kg）	参照身長（cm）	参照体重（kg）
0〜5（月）	61.5	6.3	60.1	5.9
6〜11（月）	71.6	8.8	70.2	8.1
6〜8（月）	69.8	8.4	68.3	7.8
9〜11（月）	73.2	9.1	71.9	8.4
1〜2（歳）	85.8	11.5	84.6	11.0
3〜5（歳）	103.6	16.5	103.2	16.1
6〜7（歳）	119.5	22.2	118.3	21.9
8〜9（歳）	130.4	28.0	130.4	27.4
10〜11（歳）	142.0	35.6	144.0	36.3
12〜14（歳）	160.5	49.0	155.1	47.5
15〜17（歳）	170.1	59.7	157.7	51.9
18〜29（歳）	171.0	64.5	158.0	50.3
30〜49（歳）	171.0	68.1	158.0	53.0
50〜64（歳）	169.0	68.0	155.8	53.8
65〜74（歳）	165.2	65.0	152.0	52.1
75 以上（歳）	160.8	59.6	148.0	48.8

1　0〜17歳は、日本小児内分泌学会・日本成長学会合同標準値委員会による小児の体格評価に用いる身長、体重の標準値を基に、性及び年齢区分に応じて、当該月齢及び年齢区分の中央時点における中央値を引用した。ただし、公表数値が年齢区分と合致しない場合は、同様の方法で算出した値を用いた。18歳以上は、平成28年国民健康・栄養調査における当該の性及び年齢区分における身長・体重の中央値を用いた。
2　妊婦、授乳婦を除く。

表3　目標とするBMIの範囲（18歳以上）[1,2]

年齢（歳）	目標とするBMI（kg/m²）
18〜49	18.5〜24.9
50〜64	20.0〜24.9
65〜74[3]	21.5〜24.9
75 以上[3]	21.5〜24.9

1　男女共通。あくまでも参考として使用すべきである。
2　観察疫学研究において報告された総死亡率が最も低かったBMIを基に、疾患別の発症率とBMIとの関連、死因とBMIとの関連、喫煙や疾患の合併によるBMIや死亡リスクへの影響、日本人のBMIの実態に配慮し、総合的に判断し目標とする範囲を設定。
3　高齢者では、フレイルの予防及び生活習慣病の発症予防の両者に配慮する必要があることも踏まえ、当面目標とするBMIの範囲を21.5〜24.9 kg/m²とした。

表4（参考）　推定エネルギー必要量（kcal/日）

性　別	男　性			女　性		
身体活動レベル[1]	Ⅰ	Ⅱ	Ⅲ	Ⅰ	Ⅱ	Ⅲ
0〜5（月）	—	550	—	—	500	—
6〜8（月）	—	650	—	—	600	—
9〜11（月）	—	700	—	—	650	—
1〜2（歳）	—	950	—	—	900	—
3〜5（歳）	—	1,300	—	—	1,250	—
6〜7（歳）	1,350	1,550	1,750	1,250	1,450	1,650
8〜9（歳）	1,600	1,850	2,100	1,500	1,700	1,900
10〜11（歳）	1,950	2,250	2,500	1,850	2,100	2,350
12〜14（歳）	2,300	2,600	2,900	2,150	2,400	2,700
15〜17（歳）	2,500	2,800	3,150	2,050	2,300	2,550
18〜29（歳）	2,300	2,650	3,050	1,700	2,000	2,300
30〜49（歳）	2,300	2,700	3,050	1,750	2,050	2,350
50〜64（歳）	2,200	2,600	2,950	1,650	1,950	2,250
65〜74（歳）	2,050	2,400	2,750	1,550	1,850	2,100
75 以上（歳）[2]	1,800	2,100	—	1,400	1,650	—
妊婦（付加量）[3] 初期				+50	+50	+50
中期				+250	+250	+250
後期				+450	+450	+450
授乳婦（付加量）				+350	+350	+350

1　身体活動レベルは、低い、ふつう、高いの3つのレベルとして、それぞれⅠ、Ⅱ、Ⅲで示した。
2　レベルⅡは自立している者、レベルⅠは自宅にいてほとんど外出しない者に相当する。レベルⅠは高齢者で自立に近い状態で過ごしている者にも適用できる値である。
3　妊婦個々の体格や妊娠中の体重増加量、胎児の発育状況の評価を行うことが必要である。
注1：活用に当たっては、食事摂取状況のアセスメント、体重及びBMIの把握を行い、エネルギーの過不足は、体重の変化又はBMIを用いて評価すること。
注2：身体活動レベルⅠの場合、少ないエネルギー消費量に見合った少ないエネルギー摂取量を維持することになるため、健康の保持・増進の観点からは、身体活動量を増加させる必要がある。

表5　身体活動レベル別にみた活動内容と活動時間の代表例

身体活動レベル[1]	低い（Ⅰ）	ふつう（Ⅱ）	高い（Ⅲ）
	1.50（1.40〜1.60）	1.75（1.60〜1.90）	2.00（1.90〜2.20）
日常生活の内容[2]	生活の大部分が座位で、静的な活動が中心の場合	座位中心の仕事だが、職場内での移動や立位での作業・接客等、通勤・買い物での歩行、家事、軽いスポーツ、のいずれかを含む場合	移動や立位の多い仕事への従事者、あるいは、スポーツ等余暇における活発な運動習慣を持っている場合
中程度の強度（3.0〜5.9メッツ）の身体活動の1日当たりの合計時間（時間/日）[3]	1.65	2.06	2.53
仕事での1日当たりの合計歩行時間（時間/日）[3]	0.25	0.54	1.00

1　代表値。（　）内はおよその範囲。
2　Black A. E., et al., Human energy expenditure in affluent societies: an analysis of 574 doubly-labelled water measurements, *Eur J Clin Nutr*, **50**, 72–92, 1996, Ishikawa-Takata K., et al., Physical activity level in healthy free-living Japanese estimated by doubly labelled water method and International Physical Activity Questionnaire, *Eur J Clin Nutr*, **62**, 885–891, 2008 を参考に、身体活動レベル（PAL）に及ぼす仕事時間中の労作の影響が大きいことを考慮して作成。
3　Ishikawa-Takata K., et al. Use of doubly labeled water to validate a physical activity questionnaire developed for the Japanese population, *J Epidemiol*, **21**, 114–21, 2011 による。

表6　年齢階級別に見た身体活動レベルの群分け（男女共通）

身体活動レベル	レベルⅠ（低い）	レベルⅡ（ふつう）	レベルⅢ（高い）
1〜2（歳）	—	1.35	—
3〜5（歳）	—	1.45	—
6〜7（歳）	1.35	1.55	1.75
8〜9（歳）	1.40	1.60	1.80
10〜11（歳）	1.45	1.65	1.85
12〜14（歳）	1.50	1.70	1.90
15〜17（歳）	1.55	1.75	1.95
18〜29（歳）	1.50	1.75	2.00
30〜49（歳）	1.50	1.75	2.00
50〜64（歳）	1.50	1.75	2.00
65〜74（歳）	1.45	1.70	1.95
75以上（歳）	1.40	1.65	—

表7　エネルギー産生栄養素バランス（％エネルギー）

性別	男性				女性			
	目標量[1,2]				目標量[1,2]			
年齢等	たんぱく質[3]	脂質[4]		炭水化物[5,6]	たんぱく質[3]	脂質[4]		炭水化物[5,6]
		脂質	飽和脂肪酸			脂質	飽和脂肪酸	
0〜11（月）	—	—	—	—	—	—	—	—
1〜2（歳）	13〜20	20〜30	—	50〜65	13〜20	20〜30	—	50〜65
3〜5（歳）	13〜20	20〜30	10以下	50〜65	13〜20	20〜30	10以下	50〜65
6〜7（歳）	13〜20	20〜30	10以下	50〜65	13〜20	20〜30	10以下	50〜65
8〜9（歳）	13〜20	20〜30	10以下	50〜65	13〜20	20〜30	10以下	50〜65
10〜11（歳）	13〜20	20〜30	10以下	50〜65	13〜20	20〜30	10以下	50〜65
12〜14（歳）	13〜20	20〜30	10以下	50〜65	13〜20	20〜30	10以下	50〜65
15〜17（歳）	13〜20	20〜30	8以下	50〜65	13〜20	20〜30	8以下	50〜65
18〜29（歳）	13〜20	20〜30	7以下	50〜65	13〜20	20〜30	7以下	50〜65
30〜49（歳）	13〜20	20〜30	7以下	50〜65	13〜20	20〜30	7以下	50〜65
50〜64（歳）	14〜20	20〜30	7以下	50〜65	14〜20	20〜30	7以下	50〜65
65〜74（歳）	15〜20	20〜30	7以下	50〜65	15〜20	20〜30	7以下	50〜65
75以上（歳）	15〜20	20〜30	7以下	50〜65	15〜20	20〜30	7以下	50〜65
妊婦　初期					13〜20	20〜30	7以下	50〜65
中期					13〜20			
後期					15〜20			
授乳婦					15〜20			

1　必要なエネルギー量を確保した上でのバランスとする。
2　範囲に関してはおおむねの値を示したものであり、弾力的に運用すること。
3　65歳以上の高齢者について、フレイル予防を目的とした量を定めることは難しいが、身長・体重が参照体位に比べて小さい者や、特に75歳以上であって加齢に伴い身体活動量が大きく低下した者など、必要エネルギー摂取量が低い者では、下限が推奨量を下回る場合があり得る。この場合でも、下限は推奨量以上とすることが望ましい。
4　脂質については、その構成成分である飽和脂肪酸など、質への配慮を十分に行う必要がある。
5　アルコールを含む。ただし、アルコールの摂取を勧めるものではない。
6　食物繊維の目標量を十分に注意すること。

表8　たんぱく質の食事摂取基準

（推定平均必要量、推奨量、目安量：g/日、目標量：％エネルギー）

性　別	男　性				女　性			
年齢等	推定平均 必要量	推奨量	目安量	目標量[1]	推定平均 必要量	推奨量	目安量	目標量[1]
0～5　（月）	—	—	10	—	—	—	10	—
6～8　（月）	—	—	15	—	—	—	15	—
9～11（月）	—	—	25	—	—	—	25	—
1～2　（歳）	15	20	—	13～20	15	20	—	13～20
3～5　（歳）	20	25	—	13～20	20	25	—	13～20
6～7　（歳）	25	30	—	13～20	25	30	—	13～20
8～9　（歳）	30	40	—	13～20	30	40	—	13～20
10～11（歳）	40	45	—	13～20	40	50	—	13～20
12～14（歳）	50	60	—	13～20	45	55	—	13～20
15～17（歳）	50	65	—	13～20	45	55	—	13～20
18～29（歳）	50	65	—	13～20	40	50	—	13～20
30～49（歳）	50	65	—	13～20	40	50	—	13～20
50～64（歳）	50	65	—	14～20	40	50	—	14～20
65～74（歳）[2]	50	60	—	15～20	40	50	—	15～20
75以上（歳）[2]	50	60	—	15～20	40	50	—	15～20
妊婦（付加量）初期					+0	+0	—	13～20
中期					+5	+5	—	13～20
後期					+20	+20	—	15～20
授乳婦（付加量）					+15	+20	—	15～20

1　範囲に関してはおおむねの値を示したものであり、弾力的に運用すること。
2　65歳以上の高齢者について、フレイル予防を目的とした量を定めることは難しいが、身長・体重が参照体位に比べて小さい者や、特に75歳以上であって加齢に伴い身体活動量が大きく低下した者など、必要エネルギー摂取量が低い者では、下限が推奨量を下回る場合があり得る。この場合でも、下限は推奨量以上とすることが望ましい。

表9　脂質の食事摂取基準

性　別	脂質 （％エネルギー）				飽和脂肪酸 （％エネルギー）		n-6系脂肪酸 （g/日）		n-3系脂肪酸 （g/日）	
	男　性		女　性		男　性	女　性	男　性	女　性	男　性	女　性
年齢等	目安量	目標量[1]	目安量	目標量[1]	目標量	目標量	目安量	目安量	目安量	目安量
0～5　（月）	50	—	50	—	—	—	4	4	0.9	0.9
6～11（月）	40	—	40	—	—	—	4	4	0.8	0.8
1～2　（歳）	—	20～30	—	20～30	—	—	4	4	0.7	0.8
3～5　（歳）	—	20～30	—	20～30	10以下	10以下	6	6	1.1	1.0
6～7　（歳）	—	20～30	—	20～30	10以下	10以下	8	7	1.5	1.3
8～9　（歳）	—	20～30	—	20～30	10以下	10以下	8	7	1.5	1.3
10～11（歳）	—	20～30	—	20～30	10以下	10以下	10	8	1.6	1.6
12～14（歳）	—	20～30	—	20～30	10以下	10以下	11	9	1.9	1.6
15～17（歳）	—	20～30	—	20～30	8以下	8以下	13	9	2.1	1.6
18～29（歳）	—	20～30	—	20～30	7以下	7以下	11	8	2.0	1.6
30～49（歳）	—	20～30	—	20～30	7以下	7以下	10	8	2.0	1.6
50～64（歳）	—	20～30	—	20～30	7以下	7以下	10	8	2.2	1.9
65～74（歳）	—	20～30	—	20～30	7以下	7以下	9	8	2.2	2.0
75以上（歳）	—	20～30	—	20～30	7以下	7以下	8	7	2.1	1.8
妊　婦			—	20～30		7以下		9		1.6
授乳婦			—	20～30		7以下		10		1.8

（脂質）1　範囲については、おおむねの値を示したものである。
2　飽和脂肪酸と同じく、脂質異常症及び循環器疾患に関与する栄養素としてコレステロールがある。コレステロールに目標量は設定しないが、これは許容される摂取量に上限が存在しないことを保証するものではない。また、脂質異常症の重症化予防の目的からは、200mg/日未満に留めることが望ましい。
3　飽和脂肪酸と同じく、冠動脈疾患に関与する栄養素としてトランス脂肪酸がある。日本人の大多数は、トランス脂肪酸に関するWHOの目標（1％エネルギー未満）を下回っており、トランス脂肪酸の摂取による健康への影響は、飽和脂肪酸の摂取によるものと比べて小さいと考えられる。ただし、脂質に偏った食事をしている者では、留意する必要がある。トランス脂肪酸は人体にとって不可欠な栄養素ではなく、健康の保持・増進を図る上で積極的な摂取は勧められないことから、その摂取量は1％エネルギー未満に留めることが望ましく、1％エネルギー未満でもできるだけ低く留めることが望ましい。

表10 炭水化物・食物繊維の食事摂取基準

炭水化物（% エネルギー）				食物繊維（g/日）		
性　別	男　性	女　性		性　別	男　性	女　性
年齢等	目標量[1,2]	目標量[1,2]		年齢等	目標量	目標量
0〜5（月）	—	—		0〜5（月）	—	—
6〜11（月）	—	—		6〜11（月）	—	—
1〜2（歳）	50〜65	50〜65		1〜2（歳）	—	—
3〜5（歳）	50〜65	50〜65		3〜5（歳）	8 以上	8 以上
6〜7（歳）	50〜65	50〜65		6〜7（歳）	10 以上	10 以上
8〜9（歳）	50〜65	50〜65		8〜9（歳）	11 以上	11 以上
10〜11（歳）	50〜65	50〜65		10〜11（歳）	13 以上	13 以上
12〜14（歳）	50〜65	50〜65		12〜14（歳）	17 以上	17 以上
15〜17（歳）	50〜65	50〜65		15〜17（歳）	19 以上	18 以上
18〜29（歳）	50〜65	50〜65		18〜29（歳）	21 以上	18 以上
30〜49（歳）	50〜65	50〜65		30〜49（歳）	21 以上	18 以上
50〜64（歳）	50〜65	50〜65		50〜64（歳）	21 以上	18 以上
65〜74（歳）	50〜65	50〜65		65〜74（歳）	20 以上	17 以上
75 以上（歳）	50〜65	50〜65		75 以上（歳）	20 以上	17 以上
妊　婦		50〜65		妊　婦		18 以上
授乳婦		50〜65		授乳婦		18 以上

1　範囲については、おおむねの値を示したものである。
2　アルコールを含む。ただし、アルコールの摂取を勧めるものではない。

表11 脂溶性ビタミンの食事摂取基準

	ビタミン A（µgRAE/日）[1]							
性　別	男　性				女　性			
年齢等	推定平均必要量[2]	推奨量[2]	目安量[3]	耐容上限量[3]	推定平均必要量[2]	推奨量[2]	目安量[3]	耐容上限量[3]
0〜5（月）	—	—	300	600	—	—	300	600
6〜11（月）	—	—	400	600	—	—	400	600
1〜2（歳）	300	400	—	600	250	350	—	600
3〜5（歳）	350	450	—	700	350	500	—	850
6〜7（歳）	300	400	—	950	300	400	—	1,200
8〜9（歳）	350	500	—	1,200	350	500	—	1,500
10〜11（歳）	450	600	—	1,500	400	600	—	1,900
12〜14（歳）	550	800	—	2,100	500	700	—	2,500
15〜17（歳）	650	900	—	2,500	500	650	—	2,800
18〜29（歳）	600	850	—	2,700	450	650	—	2,700
30〜49（歳）	650	900	—	2,700	500	700	—	2,700
50〜64（歳）	650	900	—	2,700	500	700	—	2,700
65〜74（歳）	600	850	—	2,700	500	700	—	2,700
75 以上（歳）	550	800	—	2,700	450	650	—	2,700
妊婦　　　初期					+0	+0	—	—
（付加量）　中期					+0	+0	—	—
後期					+60	+80	—	—
授乳婦（付加量）					+300	+450	—	—

1　レチノール活性当量（µgRAE）＝レチノール（µg）＋β-カロテン（µg）×1/12＋α-カロテン（µg）×1/24＋β-クリプトキサンチン（µg）
　×1/24＋その他のプロビタミン A カロテノイド（µg）×1/24
2　プロビタミン A カロテノイドを含む。
3　プロビタミン A カロテノイドを含まない。

| 性　別 | ビタミンD（μg/日）[1] | | | | ビタミンE（μg/日）[2] | | | | ビタミンK（μg/日） | |
| | 男　性 | | 女　性 | | 男　性 | | 女　性 | | 男　性 | 女　性 |
年齢等	目安量	耐容上限量	目安量	耐容上限量	目安量	耐容上限量	目安量	耐容上限量	目安量	目安量
0〜5（月）	5.0	25	5.0	25	3.0	—	3.0	—	4	4
6〜11（月）	5.0	25	5.0	25	4.0	—	4.0	—	7	7
1〜2（歳）	3.0	20	3.5	20	3.0	150	3.0	150	50	60
3〜5（歳）	3.5	30	4.0	30	4.0	200	4.0	200	60	70
6〜7（歳）	4.5	30	5.0	30	5.0	300	5.0	300	80	90
8〜9（歳）	5.0	40	6.0	40	5.0	350	5.0	350	90	110
10〜11（歳）	6.5	60	8.0	60	5.5	450	5.5	450	110	140
12〜14（歳）	8.0	80	9.5	80	6.5	650	6.0	600	140	170
15〜17（歳）	9.0	90	8.5	90	7.0	750	5.5	650	160	150
18〜29（歳）	8.5	100	8.5	100	6.0	850	5.0	650	150	150
30〜49（歳）	8.5	100	8.5	100	6.0	900	5.5	700	150	150
50〜64（歳）	8.5	100	8.5	100	7.0	850	6.0	700	150	150
65〜74（歳）	8.5	100	8.5	100	7.0	850	6.5	650	150	150
75以上（歳）	8.5	100	8.5	100	6.5	750	6.5	650	150	150
妊　婦			8.5	—			6.5	—		150
授乳婦			8.5	—			7.0	—		150

（ビタミンD）1　日照により皮膚でビタミンDが産生されることを踏まえ、フレイル予防を図る者はもとより、全年齢区分を通じて、日常生活において可能な範囲内での適度な日照を心がけるとともに、ビタミンDの摂取については、日照時間を考慮に入れることが重要である。
（ビタミンE）2　α-トコフェロールについて算定した。α-トコフェロール以外のビタミンEは含んでいない。

表12　水溶性ビタミンの食事摂取基準

| 性　別 | ビタミンB₁（mg/日）[1,2] | | | | | | ビタミンB₂（mg/日）[1] | | | | | |
| | 男　性 | | | 女　性 | | | 男　性 | | | 女　性 | | |
年齢等	推定平均必要量	推奨量	目安量	推定平均必要量	推奨量	目安量	推定平均必要量	推奨量	目安量	推定平均必要量	推奨量	目安量
0〜5（月）	—	—	0.1	—	—	0.1	—	—	0.3	—	—	0.3
6〜11（月）	—	—	0.2	—	—	0.2	—	—	0.4	—	—	0.4
1〜2（歳）	0.4	0.5	—	0.4	0.5	—	0.5	0.6	—	0.5	0.5	—
3〜5（歳）	0.6	0.7	—	0.6	0.7	—	0.7	0.8	—	0.6	0.8	—
6〜7（歳）	0.7	0.8	—	0.7	0.8	—	0.8	0.9	—	0.7	0.9	—
8〜9（歳）	0.8	1.0	—	0.8	0.9	—	0.9	1.1	—	0.9	1.0	—
10〜11（歳）	1.0	1.2	—	0.9	1.1	—	1.1	1.4	—	1.0	1.3	—
12〜14（歳）	1.2	1.4	—	1.1	1.3	—	1.3	1.6	—	1.2	1.4	—
15〜17（歳）	1.3	1.5	—	1.0	1.2	—	1.4	1.7	—	1.2	1.4	—
18〜29（歳）	1.2	1.4	—	0.9	1.1	—	1.3	1.6	—	1.0	1.2	—
30〜49（歳）	1.2	1.4	—	0.9	1.1	—	1.3	1.6	—	1.0	1.2	—
50〜64（歳）	1.1	1.3	—	0.9	1.1	—	1.2	1.5	—	1.0	1.2	—
65〜74（歳）	1.1	1.3	—	0.9	1.1	—	1.2	1.5	—	1.0	1.2	—
75以上（歳）	1.0	1.2	—	0.8	0.9	—	1.1	1.3	—	0.9	1.0	—
妊婦（付加量）				+0.2	+0.2	—				+0.2	+0.3	—
授乳婦（付加量）				+0.2	+0.2	—				+0.5	+0.6	—

1　身体活動レベルⅡの推定エネルギー必要量を用いて算定した。
2　チアミン塩化物塩酸塩（分子量＝337.3）の重量として示した。
（ビタミンB₁）特記事項1：推定平均必要量は、ビタミンB₁の欠乏症である脚気を予防するに足る最小必要量からではなく、尿中にビタミンB₁の排泄量が増大し始める摂取量（体内飽和量）から算定。
（ビタミンB₂）特記事項2：推定平均必要量は、ビタミンB₂の欠乏症である口唇炎、口角炎、舌炎などの皮膚炎を予防するに足る最小摂取量からではなく、尿中にビタミンB₂の排泄量が増大し始める摂取量（体内飽和量）から算定。

性別	ナイアシン（mgNE/日）[1,2]								ビタミンB6（mg/日）[5]							
	男性				女性				男性				女性			
年齢等	推定平均必要量	推奨量	目安量	耐容上限量[3]	推定平均必要量	推奨量	目安量	耐容上限量[3]	推定平均必要量	推奨量	目安量	耐容上限量[6]	推定平均必要量	推奨量	目安量	耐容上限量[6]
0〜5（月）[4]	—	—	2	—	—	—	2	—	—	—	0.2	—	—	—	0.2	—
6〜11（月）	—	—	3	—	—	—	3	—	—	—	0.3	—	—	—	0.3	—
1〜2（歳）	5	6	—	60 (15)	4	5	—	60 (15)	0.4	0.5	—	10	0.4	0.5	—	10
3〜5（歳）	6	8	—	80 (20)	6	7	—	80 (20)	0.5	0.6	—	15	0.5	0.6	—	15
6〜7（歳）	7	9	—	100 (30)	7	8	—	100 (30)	0.7	0.8	—	20	0.6	0.7	—	20
8〜9（歳）	9	11	—	150 (35)	8	10	—	150 (35)	0.8	0.9	—	25	0.8	0.9	—	25
10〜11（歳）	11	13	—	200 (45)	10	10	—	150 (45)	1.0	1.1	—	30	1.0	1.1	—	30
12〜14（歳）	12	15	—	250 (60)	12	14	—	250 (60)	1.2	1.4	—	40	1.0	1.3	—	40
15〜17（歳）	14	17	—	300 (70)	11	13	—	250 (65)	1.2	1.5	—	50	1.0	1.3	—	45
18〜29（歳）	13	15	—	300 (80)	9	11	—	250 (65)	1.1	1.4	—	55	1.0	1.1	—	45
30〜49（歳）	13	15	—	350 (85)	10	12	—	250 (65)	1.1	1.4	—	60	1.0	1.1	—	45
50〜64（歳）	12	14	—	350 (85)	9	11	—	250 (65)	1.1	1.4	—	55	1.0	1.1	—	45
65〜74（歳）	12	14	—	330 (80)	9	11	—	250 (65)	1.1	1.4	—	50	1.0	1.1	—	40
75以上（歳）	11	13	—	300 (75)	9	10	—	250 (60)	1.1	1.4	—	50	1.0	1.1	—	40
妊婦（付加量）					+0	+0	—	—					+0.2	+0.2	—	—
授乳婦（付加量）					+3	+3	—	—					+0.3	+0.3	—	—

（ナイアシン）1　ナイアシン当量（NE）＝ナイアシン＋1/60トリプトファンで示した。
　　　　　　　2　身体活動レベルⅡの推定エネルギー必要量を用いて算定した。
　　　　　　　3　ニコチンアミドの重量（mg/日）、（　）内はニコチン酸の重量（mg/日）。
　　　　　　　4　単位は mg/日。
（ビタミンB6）5　たんぱく質の推奨量を用いて算定した（妊婦・授乳婦の付加量は除く）。
　　　　　　　6　ピリドキシン（分子量＝169.2）の重量として示した。

性別	ビタミンB12（μg/日）[1]						葉酸（μg/日）[2]							
	男性			女性			男性				女性			
年齢等	推定平均必要量	推奨量	目安量	推定平均必要量	推奨量	目安量	推定平均必要量	推奨量	目安量	耐容上限量[3]	推定平均必要量	推奨量	目安量	耐容上限量[3]
0〜5（月）	—	—	0.4	—	—	0.4	—	—	40	—	—	—	40	—
6〜11（月）	—	—	0.5	—	—	0.5	—	—	60	—	—	—	60	—
1〜2（歳）	0.8	0.9	—	0.8	0.9	—	80	90	—	200	90	90	—	200
3〜5（歳）	0.9	1.1	—	0.9	1.1	—	90	110	—	300	90	110	—	300
6〜7（歳）	1.1	1.3	—	1.1	1.3	—	110	140	—	400	110	140	—	400
8〜9（歳）	1.3	1.6	—	1.3	1.6	—	130	160	—	500	130	160	—	500
10〜11（歳）	1.6	1.9	—	1.6	1.9	—	160	190	—	700	160	190	—	700
12〜14（歳）	2.0	2.4	—	2.0	2.4	—	200	240	—	900	200	240	—	900
15〜17（歳）	2.0	2.4	—	2.0	2.4	—	220	240	—	900	200	240	—	900
18〜29（歳）	2.0	2.4	—	2.0	2.4	—	200	240	—	900	200	240	—	900
30〜49（歳）	2.0	2.4	—	2.0	2.4	—	200	240	—	1,000	200	240	—	1,000
50〜64（歳）	2.0	2.4	—	2.0	2.4	—	200	240	—	1,000	200	240	—	1,000
65〜74（歳）	2.0	2.4	—	2.0	2.4	—	200	240	—	900	200	240	—	900
75以上（歳）	2.0	2.4	—	2.0	2.4	—	200	240	—	900	200	240	—	900
妊婦（付加量）[4,5]				+0.3	+0.4	—					+200	+240	—	—
授乳婦（付加量）				+0.7	+0.8	—					+80	+100	—	—

（ビタミンB12）1　シアノコバラミン（分子量＝1,355.37）の重量として示した。
（葉酸）2　プテロイルモノグルタミン酸（分子量＝441.40）の重量として示した。
　　　　3　通常の食品以外の食品に含まれる葉酸（狭義の葉酸）に適用する。
　　　　4　妊娠を計画している女性、妊娠の可能性がある女性及び妊娠初期の妊婦は、胎児の神経管閉鎖障害のリスク低減のために、通常の食品以外の食品に含まれる葉酸（狭義の葉酸）を400μg/日摂取することが望まれる。
　　　　5　付加量は、中期及び後期にのみ設定した。

性別	パントテン酸 （mg/日）		ビオチン （µg/日）	
	男性	女性	男性	女性
年齢等	目安量	目安量	目安量	目安量
0～5（月）	4	4	4	4
6～11（月）	5	5	5	5
1～2（歳）	3	4	20	20
3～5（歳）	4	4	20	20
6～7（歳）	5	5	30	30
8～9（歳）	6	5	30	30
10～11（歳）	6	6	40	40
12～14（歳）	7	6	50	50
15～17（歳）	7	6	50	50
18～29（歳）	5	5	50	50
30～49（歳）	5	5	50	50
50～64（歳）	6	5	50	50
65～74（歳）	6	5	50	50
75以上（歳）	6	5	50	50
妊婦		5		50
授乳婦		6		50

性別	ビタミンC（mg/日）					
	男性			女性		
年齢等	推定平均必要量	推奨量	目安量	推定平均必要量	推奨量	目安量
0～5（月）	—	—	40	—	—	40
6～11（月）	—	—	40	—	—	40
1～2（歳）	35	40	—	35	40	—
3～5（歳）	40	50	—	40	50	—
6～7（歳）	50	60	—	50	60	—
8～9（歳）	60	70	—	60	70	—
10～11（歳）	70	85	—	70	85	—
12～14（歳）	85	100	—	85	100	—
15～17（歳）	85	100	—	85	100	—
18～29（歳）	85	100	—	85	100	—
30～49（歳）	85	100	—	85	100	—
50～64（歳）	85	100	—	85	100	—
65～74（歳）	80	100	—	80	100	—
75以上（歳）	80	100	—	80	100	—
妊婦（付加量）				+10	+10	—
授乳婦（付加量）				+40	+45	—

1 L-アスコルビン酸（分子量＝176.12）の重量で示した。
特記事項：推定平均必要量は、ビタミンCの欠乏症である壊
血病を予防するに足る最小量からではなく、心臓血
管系の疾病予防効果並びに抗酸化作用効果から算定
した。

表13 多量ミネラルの食事摂取基準

性別	ナトリウム（mg/日、（ ）は食塩相当量［g/日］）[1]						カリウム（mg/日）			
	男性			女性			男性		女性	
年齢等	推定平均必要量	目安量	目標量	推定平均必要量	目安量	目標量	目安量	目標量	目安量	目標量
0～5（月）	—	100（0.3）	—	—	100（0.3）	—	400	—	400	—
6～11（月）	—	600（1.5）	—	—	600（1.5）	—	700	—	700	—
1～2（歳）	—	—	（3.0未満）	—	—	（3.0未満）	900	—	900	—
3～5（歳）	—	—	（3.5未満）	—	—	（3.5未満）	1,000	1,400以上	1,000	1,400以上
6～7（歳）	—	—	（4.5未満）	—	—	（4.5未満）	1,300	1,800以上	1,200	1,800以上
8～9（歳）	—	—	（5.0未満）	—	—	（5.0未満）	1,500	2,000以上	1,500	2,000以上
10～11（歳）	—	—	（6.0未満）	—	—	（6.0未満）	1,800	2,200以上	1,800	2,000以上
12～14（歳）	—	—	（7.0未満）	—	—	（6.5未満）	2,300	2,400以上	1,900	2,400以上
15～17（歳）	—	—	（7.5未満）	—	—	（6.5未満）	2,700	3,000以上	2,000	2,600以上
18～29（歳）	600（1.5）	—	（7.5未満）	600（1.5）	—	（6.5未満）	2,500	3,000以上	2,000	2,600以上
30～49（歳）	600（1.5）	—	（7.5未満）	600（1.5）	—	（6.5未満）	2,500	3,000以上	2,000	2,600以上
50～64（歳）	600（1.5）	—	（7.5未満）	600（1.5）	—	（6.5未満）	2,500	3,000以上	2,000	2,600以上
65～74（歳）	600（1.5）	—	（7.5未満）	600（1.5）	—	（6.5未満）	2,500	3,000以上	2,000	2,600以上
75以上（歳）	600（1.5）	—	（7.5未満）	600（1.5）	—	（6.5未満）	2,500	3,000以上	2,000	2,600以上
妊婦				600（1.5）	—	（6.5未満）			2,000	2,600以上
授乳婦				600（1.5）	—	（6.5未満）			2,200	2,600以上

（ナトリウム）1 高血圧及び慢性腎臓病（CKD）の重症化予防のための食塩相当量の量は男女とも 6.0g/ 日未満とした。

カルシウム（mg/日）

性別	男性				女性			
年齢等	推定平均必要量	推奨量	目安量	耐容上限量	推定平均必要量	推奨量	目安量	耐容上限量
0〜5（月）	—	—	200	—	—	—	200	—
6〜11（月）	—	—	250	—	—	—	250	—
1〜2（歳）	350	450	—	—	350	400	—	—
3〜5（歳）	500	600	—	—	450	550	—	—
6〜7（歳）	500	600	—	—	450	550	—	—
8〜9（歳）	550	650	—	—	600	750	—	—
10〜11（歳）	600	700	—	—	600	750	—	—
12〜14（歳）	850	1,000	—	—	700	800	—	—
15〜17（歳）	650	800	—	—	550	650	—	—
18〜29（歳）	650	800	—	2,500	550	650	—	2,500
30〜49（歳）	600	750	—	2,500	550	650	—	2,500
50〜64（歳）	600	750	—	2,500	550	650	—	2,500
65〜74（歳）	600	750	—	2,500	550	650	—	2,500
75 以上（歳）	600	700	—	2,500	500	600	—	2,500
妊婦（付加量）					+0	+0	—	—
授乳婦（付加量）					+0	+0	—	—

マグネシウム（mg/日）

性別	男性				女性			
年齢等	推定平均必要量	推奨量	目安量	耐容上限量[1]	推定平均必要量	推奨量	目安量	耐容上限量[1]
0〜5（月）	—	—	20	—	—	—	20	—
6〜11（月）	—	—	60	—	—	—	60	—
1〜2（歳）	60	70	—	—	60	70	—	—
3〜5（歳）	80	100	—	—	80	100	—	—
6〜7（歳）	110	130	—	—	110	130	—	—
8〜9（歳）	140	170	—	—	140	160	—	—
10〜11（歳）	180	210	—	—	180	220	—	—
12〜14（歳）	250	290	—	—	240	290	—	—
15〜17（歳）	300	360	—	—	260	310	—	—
18〜29（歳）	280	340	—	—	230	270	—	—
30〜49（歳）	310	370	—	—	240	290	—	—
50〜64（歳）	310	370	—	—	240	290	—	—
65〜74（歳）	290	350	—	—	230	280	—	—
75 以上（歳）	270	320	—	—	220	260	—	—
妊婦（付加量）					+30	+40	—	—
授乳婦（付加量）					+0	+0	—	—

リン（mg/日）

性別	男性		女性	
年齢等	目安量	耐容上限量	目安量	耐容上限量
0〜5（月）	120	—	120	—
6〜11（月）	260	—	260	—
1〜2（歳）	500	—	500	—
3〜5（歳）	700	—	700	—
6〜7（歳）	900	—	800	—
8〜9（歳）	1,000	—	1,000	—
10〜11（歳）	1,100	—	1,000	—
12〜14（歳）	1,200	—	1,000	—
15〜17（歳）	1,200	—	900	—
18〜29（歳）	1,000	3,000	800	3,000
30〜49（歳）	1,000	3,000	800	3,000
50〜64（歳）	1,000	3,000	800	3,000
65〜74（歳）	1,000	3,000	800	3,000
75 以上（歳）	1,000	3,000	800	3,000
妊婦			800	—
授乳婦			800	—

1 通常の食品以外からの摂取量の耐容上限量は、成人の場合350mg/日、小児では 5mg/kg 体重/日とした。それ以外の通常の食品からの摂取の場合、耐容上限量は 設定しない。

表14　微量ミネラルの食事摂取基準

鉄（mg/日）

性別	男性				女性					
					月経なし		月経あり			
年齢等	推定平均必要量	推奨量	目安量	耐容上限量	推定平均必要量	推奨量	推定平均必要量	推奨量	目安量	耐容上限量
0〜5（月）	—	—	0.5	—	—	—	—	—	0.5	—
6〜11（月）	3.5	5.0	—	—	3.5	4.5	—	—	—	—
1〜2（歳）	3.0	4.5	—	25	3.0	4.5	—	—	—	20
3〜5（歳）	4.0	5.5	—	25	4.0	5.5	—	—	—	25
6〜7（歳）	5.0	5.5	—	30	4.5	5.5	—	—	—	30
8〜9（歳）	6.0	7.0	—	35	6.0	7.5	—	—	—	35
10〜11（歳）	7.0	8.5	—	35	7.0	8.5	10.0	12.0	—	35
12〜14（歳）	8.0	10.0	—	40	7.0	8.5	10.0	12.0	—	40
15〜17（歳）	8.0	10.0	—	50	5.5	7.0	8.5	10.5	—	40
18〜29（歳）	6.5	7.5	—	50	5.5	6.5	8.5	10.5	—	40
30〜49（歳）	6.5	7.5	—	55	5.5	6.5	9.0	10.5	—	40
50〜64（歳）	6.5	7.5	—	50	5.5	6.5	9.0	11.0	—	40
65〜74（歳）	6.0	7.5	—	50	5.0	6.0	—	—	—	40
75 以上（歳）	6.0	7.0	—	50	5.0	6.0	—	—	—	40
妊婦（付加量）初期					+2.0	+2.5	—	—	—	—
中期・後期					+8.0	+9.5	—	—	—	—
授乳婦（付加量）					+2.0	+2.5	—	—	—	—

性別	亜鉛（mg/日） 男性				女性				銅（mg/日） 男性				女性			
年齢等	推定平均必要量	推奨量	目安量	耐容上限量	推定平均必要量	推奨量	目安量	耐容上限量	推定平均必要量	推奨量	目安量	耐容上限量	推定平均必要量	推奨量	目安量	耐容上限量
0〜5（月）	—	—	2	—	—	—	2	—	—	—	0.3	—	—	—	0.3	—
6〜11（月）	—	—	3	—	—	—	3	—	—	—	0.3	—	—	—	0.4	—
1〜2（歳）	3	3	—	—	2	3	—	—	0.3	0.3	—	—	0.2	0.3	—	—
3〜5（歳）	3	4	—	—	3	3	—	—	0.3	0.4	—	—	0.3	0.3	—	—
6〜7（歳）	4	5	—	—	3	4	—	—	0.4	0.4	—	—	0.4	0.4	—	—
8〜9（歳）	5	6	—	—	4	5	—	—	0.4	0.5	—	—	0.4	0.5	—	—
10〜11（歳）	6	7	—	—	5	6	—	—	0.5	0.6	—	—	0.5	0.6	—	—
12〜14（歳）	9	10	—	—	7	8	—	—	0.7	0.8	—	—	0.6	0.8	—	—
15〜17（歳）	10	12	—	—	7	8	—	—	0.8	0.9	—	—	0.6	0.7	—	—
18〜29（歳）	9	11	—	40	7	8	—	35	0.7	0.9	—	7	0.6	0.7	—	7
30〜49（歳）	9	11	—	45	7	8	—	35	0.7	0.9	—	7	0.6	0.7	—	7
50〜64（歳）	9	11	—	45	7	8	—	35	0.7	0.9	—	7	0.6	0.7	—	7
65〜74（歳）	9	11	—	40	7	8	—	35	0.7	0.9	—	7	0.6	0.7	—	7
75以上（歳）	9	10	—	40	6	8	—	30	0.7	0.8	—	7	0.6	0.7	—	7
妊婦（付加量）					+1	+2	—	—					+0.1	+0.1	—	—
授乳婦（付加量）					+3	+4	—	—					+0.5	+0.6	—	—

性別	マンガン（mg/日） 男性		女性	
年齢等	目安量	耐容上限量	目安量	耐容上限量
0〜5（月）	0.01	—	0.01	—
6〜11（月）	0.5	—	0.5	—
1〜2（歳）	1.5	—	1.5	—
3〜5（歳）	1.5	—	1.5	—
6〜7（歳）	2.0	—	2.0	—
8〜9（歳）	2.5	—	2.5	—
10〜11（歳）	3.0	—	3.0	—
12〜14（歳）	4.0	—	4.0	—
15〜17（歳）	4.5	—	3.5	—
18〜29（歳）	4.0	11	3.5	11
30〜49（歳）	4.0	11	3.5	11
50〜64（歳）	4.0	11	3.5	11
65〜74（歳）	4.0	11	3.5	11
75以上（歳）	4.0	11	3.5	11
妊婦			3.5	—
授乳婦			3.5	—

性別	ヨウ素（μg/日） 男性				女性			
年齢等	推定平均必要量	推奨量	目安量	耐容上限量	推定平均必要量	推奨量	目安量	耐容上限量
0〜5（月）	—	—	100	250	—	—	100	250
6〜11（月）	—	—	130	250	—	—	130	250
1〜2（歳）	35	50	—	300	35	50	—	300
3〜5（歳）	45	60	—	400	45	60	—	400
6〜7（歳）	55	75	—	550	55	75	—	550
8〜9（歳）	65	90	—	700	65	90	—	700
10〜11（歳）	80	110	—	900	80	110	—	900
12〜14（歳）	95	140	—	2,000	95	140	—	2,000
15〜17（歳）	100	140	—	3,000	100	140	—	3,000
18〜29（歳）	95	130	—	3,000	95	130	—	3,000
30〜49（歳）	95	130	—	3,000	95	130	—	3,000
50〜64（歳）	95	130	—	3,000	95	130	—	3,000
65〜74（歳）	95	130	—	3,000	95	130	—	3,000
75以上（歳）	95	130	—	3,000	95	130	—	3,000
妊婦（付加量）					+75	+110	—	2,000
授乳婦（付加量）					+100	+140	—	2,000

性別	セレン（μg/日） 男性				女性				モリブデン（μg/日） 男性				女性				クロム（μg/日） 男性		女性	
年齢等	推定平均必要量	推奨量	目安量	耐容上限量	推定平均必要量	推奨量	目安量	耐容上限量	推定平均必要量	推奨量	目安量	耐容上限量	推定平均必要量	推奨量	目安量	耐容上限量	目安量	許容上限量	目安量	許容上限量
0〜5（月）	—	—	15	—	—	—	15	—	—	—	2	—	—	—	2	—	0.8	—	0.8	—
6〜11（月）	—	—	15	—	—	—	15	—	—	—	5	—	—	—	5	—	1.0	—	1.0	—
1〜2（歳）	10	10	—	100	10	10	—	100	10	10	—	—	10	10	—	—	—	—	—	—
3〜5（歳）	10	15	—	100	10	10	—	100	10	10	—	—	10	10	—	—	—	—	—	—
6〜7（歳）	15	15	—	150	15	15	—	150	10	15	—	—	10	15	—	—	—	—	—	—
8〜9（歳）	15	20	—	200	15	20	—	200	15	20	—	—	15	15	—	—	—	—	—	—
10〜11（歳）	20	25	—	250	20	25	—	250	15	20	—	—	15	20	—	—	—	—	—	—
12〜14（歳）	25	30	—	350	25	30	—	300	20	25	—	—	20	25	—	—	—	—	—	—
15〜17（歳）	30	35	—	400	20	25	—	350	25	30	—	—	20	25	—	—	—	—	—	—
18〜29（歳）	25	30	—	450	20	25	—	350	20	30	—	600	20	25	—	500	10	500	10	500
30〜49（歳）	25	30	—	450	20	25	—	350	25	30	—	600	20	25	—	500	10	500	10	500
50〜64（歳）	25	30	—	450	20	25	—	350	25	30	—	600	20	25	—	500	10	500	10	500
65〜74（歳）	25	30	—	450	20	25	—	350	20	30	—	600	20	25	—	500	10	500	10	500
75以上（歳）	25	30	—	400	20	25	—	350	20	25	—	600	20	25	—	500	10	500	10	500
妊婦（付加量）					+5	+5	—	—					+0	+0	—	—			10	—
授乳婦（付加量）					+15	+20	—	—					+3	+3	—	—			10	—

表15　ビタミンD

食品名	μg/100g	1回に食べる量	
		g	ビタミンDμg
身欠きにしん	50	30	15.0
しろさけ・焼き	39	80	31.2
くろかじき	38	80	30.4
からふとます・焼き	31	80	24.8
うなぎ蒲焼き	19	100	19.0
かつおなまり節	21	80	16.8
さんま・生	15.7	80	12.6
まさば・生	5.1	80	4.1
しまあじ（養殖）・生	18	80	14.4
いくら	44	20	8.8
くろまぐろ・脂身	18	50	9.0
乾しいたけ	12.7	5	0.6
乾きくらげ	85.4	2	1.7
乾まいたけ	19.8	5	1.0
ほんしめじ	0.6	50	0.3

表16　ビタミンE

食品名	mg/100g	1回に食べる量	
		g	ビタミンEmg
アーモンド・フライ味つけ	22.2	20	4.44
煎り落花生	10.6	20	2.12
サフラワー油	27.1	5	1.36
まぐろ油漬缶詰	8.3	30	2.49
さんま・生	1.7	80	1.36
ぶり・生	2	80	1.6
うなぎ蒲焼き	4.9	100	4.9
養殖あゆ・生	5.0	70	3.50
はまち・生	4.6	80	3.68
めかじき・生	4.4	80	3.52
西洋かぼちゃ・生	4.9	60	2.94
ブロッコリー	2.4	60	1.5
ポテトチップス	6.2	30	1.86

表17　ビタミンK

食品名	μg/100g	1回に食べる量	
		g	ビタミンKμg
糸引き納豆	600	50	300
鶏肉もも皮付き・生	62	70	43.4
佃煮	310	20	62
干しのり	2,600	1	26
利尻昆布	110	5	5.5
ひじき	580	10	58
わかめ・素干し	660	5	33
小松菜・生	210	50	105
しそ葉・生	690	2	13.5
ほうれん草・生	270	80	216
大根葉	270	30	81
モロヘイヤ茎葉・生	640	50	320
サニーレタス葉・生	160	40	64
ブロッコリー	160	50	80
にら	180	30	54

表18　ビタミンB_1

食品名	mg/100g	1回に食べる量	
		g	ビタミンB_1mg
豚ヒレ肉（中型）	1.22	80	0.98
豚ロース肉（中型）赤肉	0.96	80	0.77
うなぎ・蒲焼き	0.75	100	0.75
ボンレスハム	0.90	50	0.45
米・半つき米	0.30	80	0.24
米・胚芽精米	0.23	80	0.18
コッペパン	0.08	120	0.10
大豆（国産）・乾	0.71	30	0.21
ベーコン	0.47	50	0.24
きな粉（青大豆）	0.29	15	0.04
枝豆	0.31	50	0.16

表19　ビタミンB_2

食品名	mg/100g	1回に食べる量	
		g	ビタミンB_2mg
豚レバー	3.6	50	1.80
牛レバー	3	50	1.50
鶏レバー	1.8	50	0.90
うなぎ蒲焼き	0.74	100	0.74
レバーソーセージ	1.42	50	0.71
フォアグラ・ゆで	0.81	60	0.49
塩さば	0.59	80	0.47
まこがれい・生	0.32	100	0.32
牛乳	0.15	200	0.30
脱脂粉乳	1.6	30	0.48
鶏卵	0.43	50	0.22
糸引き納豆	0.56	50	0.28
ほうれん草	0.2	80	0.16

表20　葉　　酸

食品名	μg/100g	1回に食べる量	
		g	葉酸μg
牛レバー	1,000	50	500
豚レバー	810	50	405
鶏レバー	1,300	50	650
菜の花	340	50	170
からし菜	310	50	155
ほうれん草	210	80	168
枝豆	320	50	160
納豆	120	50	60
ささげ（乾）	300	30	90
芽キャベツ	240	40	96
ゆで大豆	41	40	16
鶏卵	43	50	21
卵黄	140	20	28
うずらの卵	91	20	18.2
ブロッコリー	210	50	105
焼きのり	1,900	2	38
モロヘイヤ茎葉・生	250	50	125

表21　カルシウム

食品名	100g 中 （mg）	1回に食べる量（g）		Ca （mg）
普通牛乳	110	1 本	200	220
ヨーグルト（全脂無糖）	120	1 本	100	120
スキムミルク（国産）	1,100	大さじ 2 1/2	20	220
アイスクリーム（普通脂肪）	140	1 個	100	140
チーズ（プロセス）	630	1 切	25	158
ししゃも（生干し）	生 330 焼 360	2 本	100	生 330 焼 360
丸干し（まいわし）	440	中 2 尾	30	132
煮干し（かたくちいわし）	2,200	5 尾	10	220
しらす干し（半乾燥品）	520	大さじ 1 強	5	26
干しえび、さくらえび（素干し）	2,000	1/5 袋	10	200
小松菜（生）	170	2/4 ワ	80	136
しゅんぎく（生）	120	4〜5 本	50	60
大根の葉（生）	260	1/2 株	50	130
かぶの葉（ゆでたもの）	190	2 株	50	95
豆腐（木綿）	93	1/2 丁	150	140
油揚げ	310	1 枚	25	78
おから	81	1/2 カップ	65	53
凍り豆腐	630	1 個	20	126
納豆（糸引き）	90	1/2 包	50	45
昆布（利尻昆布）	760	5cm 角	5	38
ひじき（乾燥）	1,000	1/5 カップ	10	100
わかめ（乾燥）	780	1/4 カップ	5	39
切干し大根	500	1/5 カップ	10	50
ごま	1,200	小さじ 1	5	60

表22　鉄

食品名	mg/100g	1回に食べる量	
		g	鉄 mg
ひじき（乾燥）	58.2	5	2.9
煮干し（かたくちいわし）	18.0	10	1.8
豚肝臓	13.0	50	6.5
焼きのり	11.4	1	0.1
干しのり	10.7	1	0.1
しじみ	8.3	30	2.5
ごま（炒り）	9.9	9	0.9
切干し大根	3.1	20	0.6
大豆（国産）	6.8	20	1.4
凍り豆腐	7.5	20	1.5
パセリ	7.5	5	0.4
きな粉	8.0	10	0.8
鳥肝臓	9.0	50	4.5
やつめうなぎ	2.0	50	1.0
湯葉（干し）	8.3	2	0.2
あゆ（養殖・内臓）	8.0	70	5.6
レバーソーセージ	3.2	20	0.6
あさり（生）	3.8	30	1.1
小麦胚芽	9.4	2	0.2
レバーペースト	7.7	10	0.8
いんげん豆	6.0	20	1.2
和牛リブロース・赤肉	1.7	70	1.2
鶏卵	1.8	50	0.9
ほんまぐろ・赤身	1.1	50	0.6

表23　亜　　鉛

食品名	mg/100g	食品名	mg/100g
かき（貝・生）	14.5	羊肉（肩）	5.0
小麦胚芽	15.9	たらばがに	3.2
パルメザンチーズ	7.3	ずいき（乾燥）	5.4
ごま（乾燥）	5.5	えんどうまめ	4.1
ピュアココア	7.0	たらこ	3.1
豚レバー	6.9	脱脂粉乳	3.9
抹茶	6.3	牛肉（サーロイン）	3.3
凍り豆腐	5.2	鶏レバー	3.3
するめ	5.4	プロセスチーズ	3.2
カシューナッツ	5.4	うなぎ蒲焼き	2.7
ほや	5.3	ほたてがい	2.7
甘のり（干し）	3.7	ひじき	1.0
湯葉（干し）	4.9	木綿豆腐	0.6

表24　食物繊維

食品名	g/100g	1回に食べる量	
		g	食物繊維（g）
寒天	74.1	1	0.7
きくらげ	57.4	5	2.9
ひじき	51.8	10	5.2
干ししいたけ	41	3	1.2
あおのり（素干し）	35.2	1	0.4
わかめ（乾、素干し）	32.7	10	3.3
真昆布（素干し）	27.1	10	2.7
かんぴょう（乾）	30.1	5	1.5
いんげん豆（乾）	19.3	20	3.9
切干し大根	21.3	10	2.1
あずき	17.8	20	3.6
ごま（炒り）	12.6	5	0.6
干しがき	14	70	9.8
納豆	6.7	40	2.7
らっきょう（甘酢漬）	3.3	10	0.3
あんず（干）	9.8	30	2.9
落花生（炒り）	7.2	20	1.4
オートミール	9.4	30	2.8
赤みそ	4.1	15	0.6
枝豆	5	50	2.5
押し麦	9.6	20	1.9
ライ麦パン	5.6	100	5.6
えんどう（ゆで）	7.7	30	2.3
おくら	5	10	0.5
さつまいも	2.2	100	2.2
ごぼう	5.7	50	2.9

（表 15〜24 は日本食品標準成分表 2015 年版〔七訂〕より抜粋）

索　引

●編著者紹介●

市 川 朝 子（いちかわ・ともこ）

最終学歴：お茶の水女子大学大学院家政学研究科修士課程修了、博士（学術）

専門分野：調理科学

主な著書：NEW 調理と理論（同文書院）、三訂 調理学（光生館）、調理学実験書（光生館）、新版 中国料理全書（建帛社）、西洋料理全書（建帛社）など

下 坂 智 惠（しもさか・ちえ）

最終学歴：大妻女子大学大学院家政学研究科修士課程修了、博士（学術）

専門分野：調理科学

主な著書：図解による基礎調理（同文書院）、西洋料理全書（建帛社）、調理学（同文書院）、食生活と健康（八千代出版）、生活支援技術Ⅰ（中央法規出版）など

食生活
—健康に暮らすために—
［第 3 版］

2013 年 4 月 15 日　第 1 版 1 刷発行
2020 年 4 月 15 日　第 3 版 1 刷発行
2022 年 10 月 19 日　第 3 版 2 刷発行

編著者 ― 市 川 朝 子
　　　　　下 坂 智 惠
発行者 ― 森 口 恵美子
印刷所 ― シ ナ ノ 印 刷
製本所 ― グ リ ー ン
発行所 ― 八千代出版株式会社
　　〒 101-0061　東京都千代田区神田三崎町 2-2-13
　　TEL　　　　03-3262-0420
　　FAX　　　　03-3237-0723
＊定価はカバーに表示してあります。
＊落丁・乱丁本はお取替えいたします。

ISBN 978-4-8429-1766-5